医師が教える！

1分免疫エクササイズ

…川整形外科院長

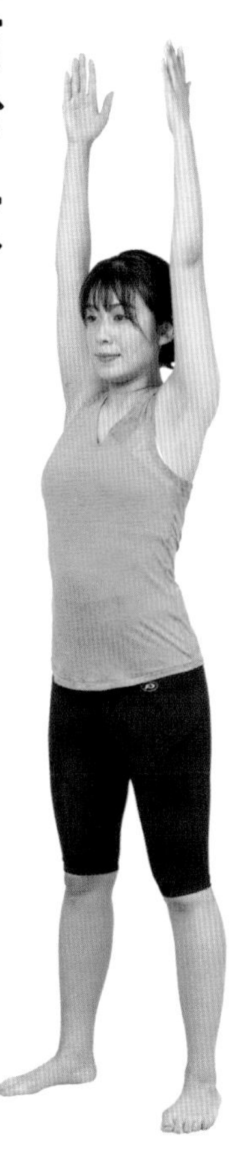

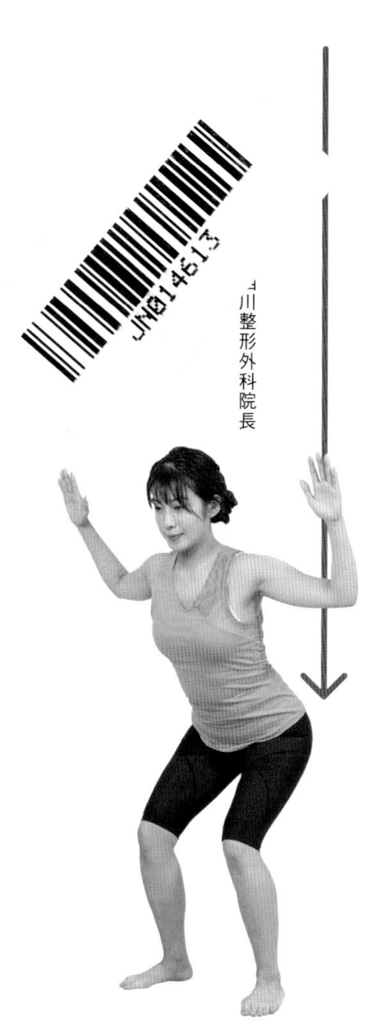

世界文化社

はじめに

「あなたはいま、健康ですか？」

2019年経済協力開発機構（OECD）のレポートによると、「健康です」と答えた人の割合は、日本で35・5％と、なんと35カ国中34位という低い数値でした。世界一の長寿国にもかかわらず、実に6割の人が自分は健康だと思っていないのです。

一方、平均睡眠時間は7時間22分と、これもOECD加盟国の中で最も短く、さらに定期的に運動している人の割合も3割以下にとどまっています。

つまり、多くの日本人は、自分が不健康であると自覚しているにもかかわらず、十分な睡眠時間を確保することも、適度な運動を心がけることもしていない。要するに、「健康にはなりたいが、そのために何もしていない」のです。

2020年、新型コロナウイルス感染症の流行で、私たちはいまだかつて経験したことのない時代に突入し、豊かさの定義や価値観、生活様式、そして健康の概念も大きく変化してきています。

「運動は健康にいい」。これは、さまざまな研究データから実証されている事実です。そして、昨今のリモートワークや外出自粛による運動不足は、肥満ばかりか血流障害など、さまざまな健康トラブルの原因となることがわかっています。

さらに、活動量が落ちると、免疫力が低下して新型コロナウイルス感染のリスクも高めてしまいます。

この「免疫力」を医学的に評価することはとても難しいのですが、本書では、「免疫力」とは「病気に打ち勝つ抵抗力がみなぎっている状態」、つまり「病気にならないこと」ととらえ、整形外科医でありスポーツドクターでもある立場から、筋肉だけではなく関節や骨にもアプローチできる「1分免疫エクササイズ」（→P.38）を考案しました。

まずはこれだけを毎日1分、続けてみてください。広背筋（こうはいきん）や大臀筋（だいでんきん）、大腿四頭筋（だいたいしとうきん）といった活動性の高い筋肉を効率よく鍛えることができます。

私が東京・広尾で整形外科クリニックを開業して、今年で10周年を迎えました。以前は、大学病院の整形外科で手術中心の医療を行っていました。整形外科領域では、運動器官を構成する骨や筋肉、軟骨、靭帯（じんたい）、神経などの疾患や外傷等、診療範囲は幅広く、首から腰、肩、ひじ、手、骨盤、股関節、ひざ、足、指など全身に及びます。その中で、手術をした直後はよくなっても、その後のケアやメンテナンス、トレーニング等、何もしなければまた同じような症状を引き起こしてしまうことが少なくない、ということを痛感していました。

もっと患者さん一人ひとりに寄り添い、症状が悪化してしまう前に適切なアドバイスと健康情報を提供し、患者さん自身の「生活の質」の向上に貢献したい。そんな思いから整形外科クリニックを開業し、予防医学にもとづくパーソナルトレーニングジムを立ち上げ、YouTubeで情報発信し、現在では年間5000人もの新規患者さんが相談に来られるようになりました。

患者さんのバックグラウンドや生活習慣は多種多様です。西洋医学をベースにしながら、運動療法、栄養療法、サプリメントのほか、漢方、鍼（はり）などの東洋医学なども取り入れ、総合的に顕著な治療効果が得られることをモットーに診療にあたっています。

適切で正しい専門的な医療を提供しながら、日常生活では患者さんご自身でセルフケアに取り組んでいただく。この両輪があってこそ、健康長寿が実現できると考えています。25年間、医師として汗をかきながら日々診療を行う中で、さまざまな医師や研究者、治療家、そして何よりも多くの患者さんから教えていただいた大切なことを本書に盛り込みました。

習慣を変えるのはとても難しいことです。しかし、本書の中で一つでもいいですから、「これならば」と感じたものをチョイスして、ぜひふだんの生活に取り入れてください。

自分を知り、科学的根拠にもとづく情報を上手に活用し、生活を整え、正しい運動を行う。これを毎日ていねいに積み重ねることこそ、病気へのリスクをへらし、本当の健康が得られるのだと感じています。そして、明日への希望を持ち、笑顔を忘れないことも大切です。

本書をみなさまの健康にお役立ていただければ、著者としてこのうえない喜びです。

陣 彦善

動かない生活で免疫力がどんどん下がる！

知っていましたか!?

座りっぱなしの動かない生活が続くと
免疫力が下がってしまうことを！

外出自粛、巣ごもり生活、
リモートワーク、在宅勤務……

これらの〝新しい生活様式〟は気をつけないと、
免疫力ダウンに直結する危ない習慣なのです。

実は、免疫力を支えているのは筋肉と血流。

体を使わない生活は
筋肉をどんどん劣化させ、
血液の流れが悪くなり
さまざまなデメリットをもたらします。

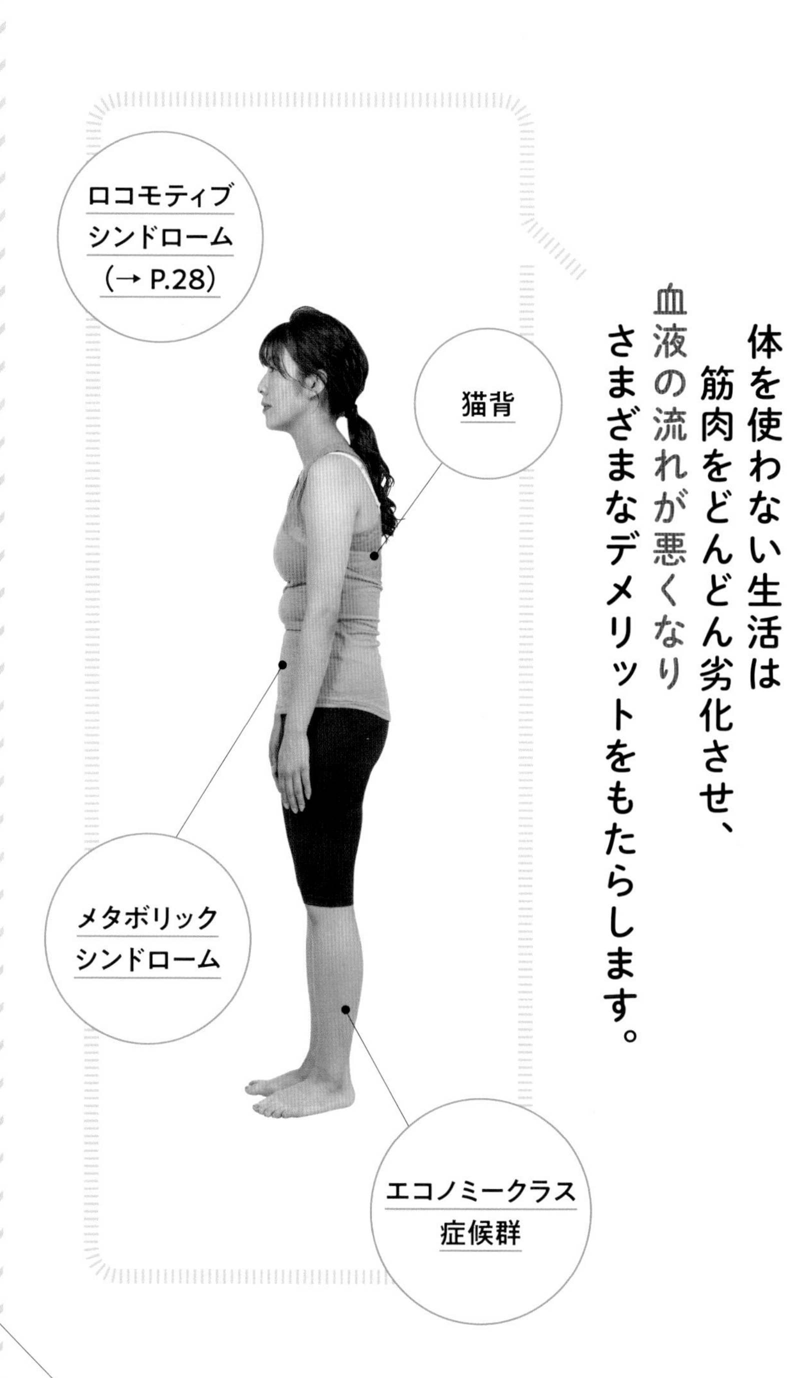

カギになるのは
①背中 ②太もも ③足裏の、3つのパーツ。

ココを鍛えるには、
今までのスクワットでは足りません。

そこで考案したのが「1分免疫エクササイズ」。
効率よく一発で効かせる
オリジナルの背筋＋スクワットの組み合わせです。

「免疫力」とは「病気に打ち勝つ力」のこと。運動には、さまざまな病気を予防・改善する効果があることが長年の研究によって実証されています。つまり運動は、免疫力を高める確かな方法なのです。

では、どんな運動をすればいいのでしょうか。整形外科医として「ここを鍛えなければダメ」という3つのポイントがあります。それが「背中」「太もも」「足裏」の筋肉です。いずれも加齢や運動不足で衰えやすく、とくに、背中と太ももの筋肉量が少ないほど死亡率が高いというデータがあります。

また、体重を受け止めている足裏の筋肉は、普段忘れられがちですが、衰えると転倒のリスクが高まり、やはりＱＯＬ（クオリティ・オブ・ライフ＝生活の質）を著しく下げてしまいます。

そこで考案したのが、この「1分免疫エクササイズ」。一般的なスクワットは、お尻や太ももといった下半身の筋肉を中心に鍛え、背中と足裏のトレーニングにはなりませんが、「1分免疫エクササイズ」では肩甲骨をダイナミックに動かし、足を踏ん張ることで、背中の筋肉と足裏の筋肉も同時に効率よく鍛えることができます。

免疫力を上げるために、たくさんの運動をする必要はありません。「1分免疫エクササイズ」を毎日の習慣にするだけで、あなたの免疫力が向上し、健康で若々しい体に変わります！

免疫力を高めたいなら
まずは〝これだけ〟やればOK！

背中を寄せてしゃがむだけ
1分免疫エクササイズ

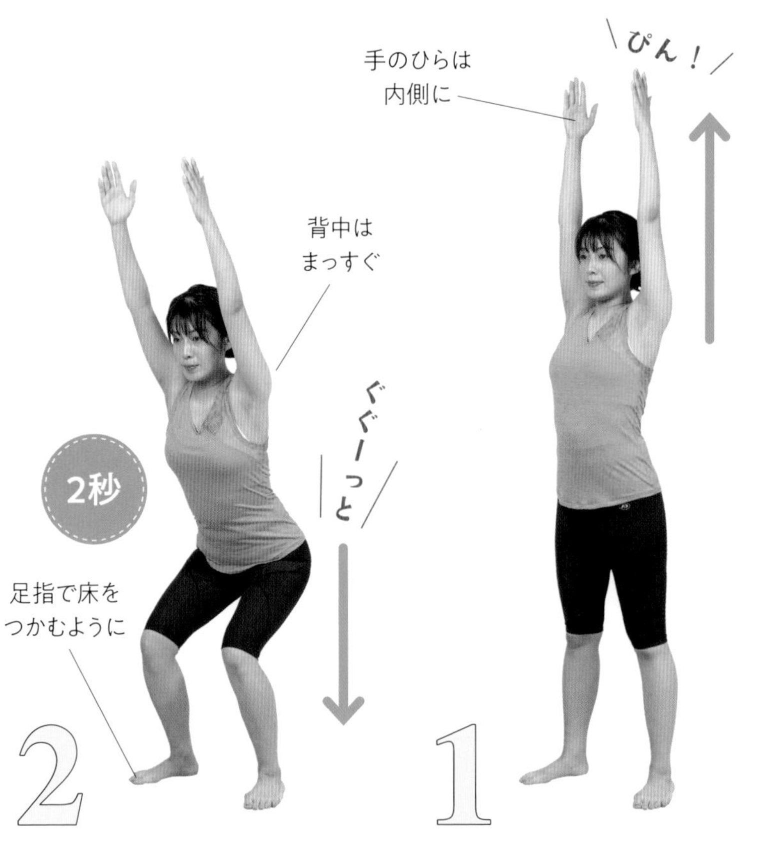

息を吸いながら
2 秒かけて腰を落とす

足を肩幅に開いて立ち
両腕をまっすぐに
伸ばして上げる

ココが POINT
肩甲骨を動かそう！
スクワットをしながら、
肩甲骨を動かすことで
下半身+背筋をカバー
両腕をまっすぐ
上に伸ばしていく
ひじの角度は
90 度
キュッ
2秒
2秒
キープ
10回
くり返す
手のひらを
前に
4
3

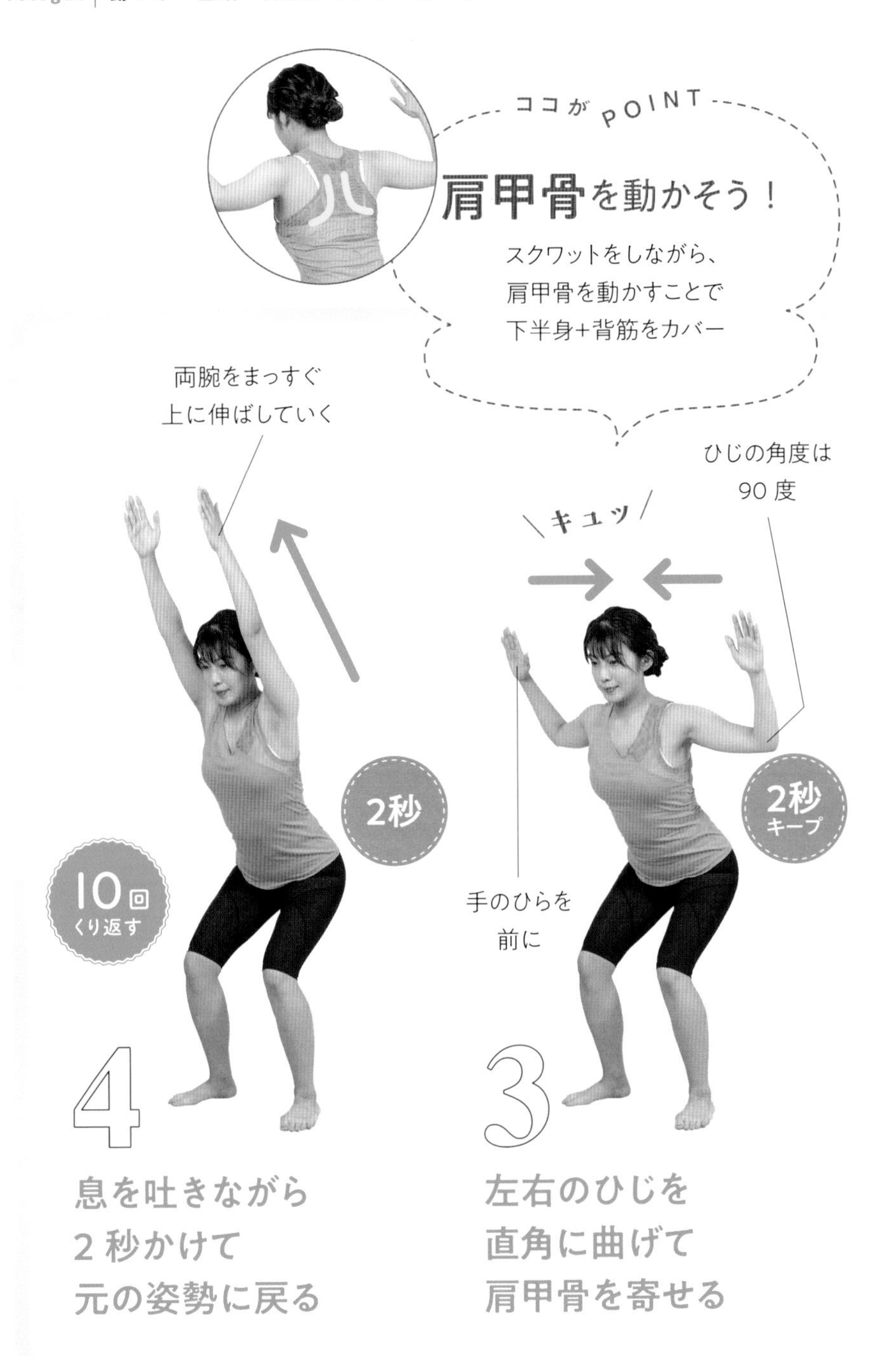

息を吐きながら
2 秒かけて
元の姿勢に戻る

左右のひじを
直角に曲げて
肩甲骨を寄せる

詳しくはP.36～45へ

整形外科専門医が考案した

「1分免疫エクササイズ」はココがすごい!

1 1分だけでOK!

「1分免疫エクササイズ」なら、自宅にいながら、1つの運動だけで鍛えるべき筋肉をしっかりトレーニングできます。しかも、たったの1分! これなら挫折することなく毎日の習慣にできます。

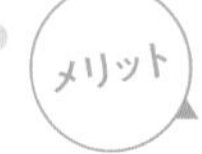

2 骨や関節にもアプローチする

「1分免疫エクササイズ」は、自分の体重で負荷をかけて行うトレーニング。筋肉だけでなく、骨や関節にもアプローチします。その結果、肩こりや、ひざ痛の改善もできます。

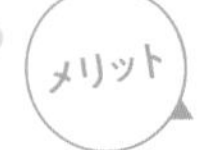

3 大きな筋肉を効率よく鍛える

「1分免疫エクササイズ」は、太ももや背中などの大きな筋肉を鍛えるので、全身の筋肉量を効率よく増やすことができます。血流もよくなり、血糖値の改善や血栓の予防にも。代謝もアップして太りにくい体に。

メリット 1

1分だけでOK！

たった1分だからラクラク続く！細切れでも大丈夫！

家事や仕事に忙しくて運動するヒマがない人も、わずか1分の時間ならとれるはず。習慣化のコツは、実践するタイミングやルールを決めてしまうこと。たとえば、「テレビを見ながら、CMの間に一度は必ずやる！」など、マイルールを決めてしまいましょう。デスクワークの合間にもおすすめです。

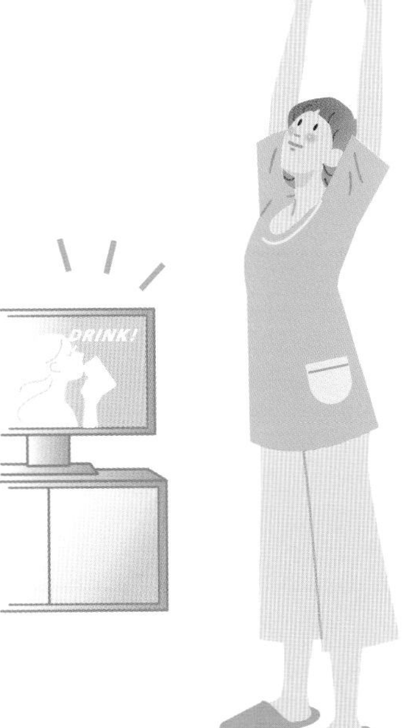
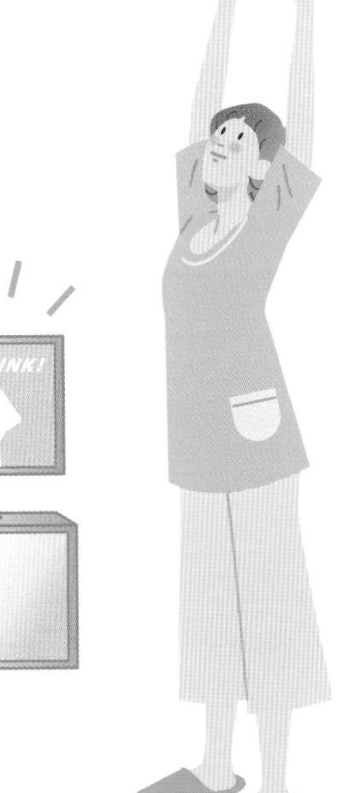

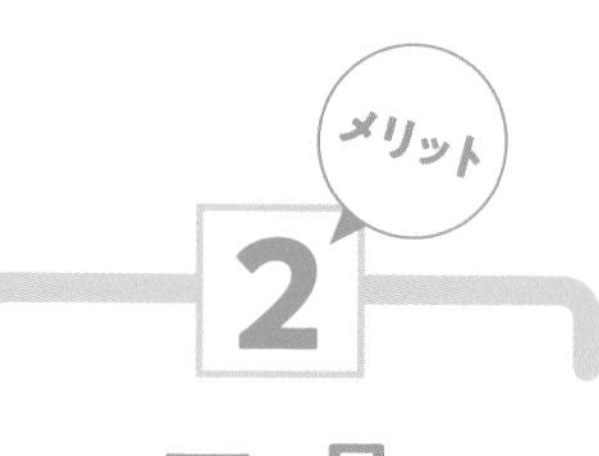

骨や関節にもアプローチする

⇩

姿勢を改善し悩ましい関節痛を防ぐ！

ミドル世代以降の健康には、筋肉だけでなく、骨や関節のコンディションがとても重要。「1分免疫エクササイズ」は、骨や関節も効果的に動かすことで、加齢による慢性痛を予防・改善し、骨粗しょう症のリスクを低減できるように工夫しています。最大限の効果を得るために、正しいやり方で実践してください。

［これらの骨・関節の衰えを防ぐ］

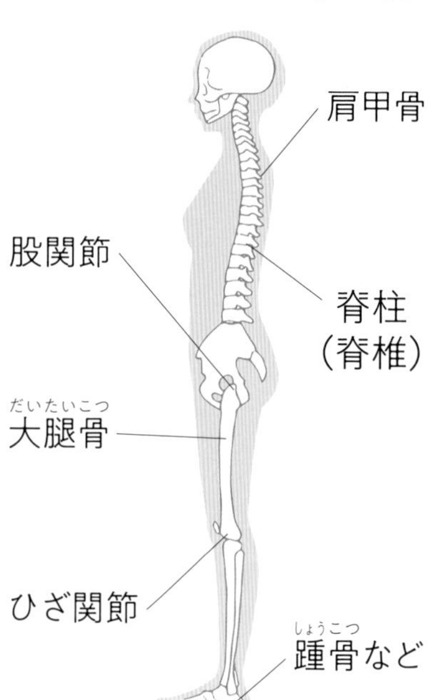

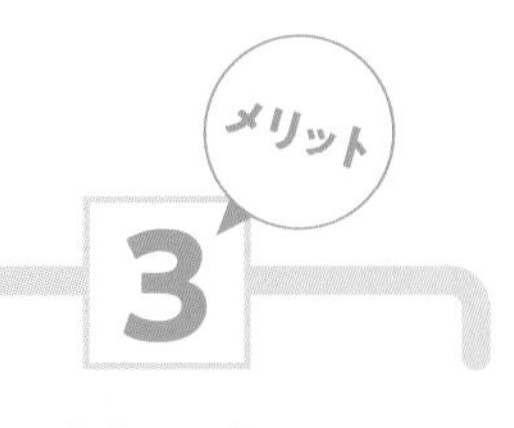

大きな筋肉を効率よく鍛える

筋力がアップして快適な毎日に。心も体も若返る！

トレーニングの基本は、大きな筋肉から鍛えること。「1分免疫エクササイズ」は、大腿四頭筋、ハムストリングス、大臀筋、広背筋、脊柱起立筋など全身の大きな筋肉をたった1種目でコンプリート！　一般的なスクワットをなんとなく続けるよりも、何倍も〝おトク〟に健康効果&若返り効果が得られます。

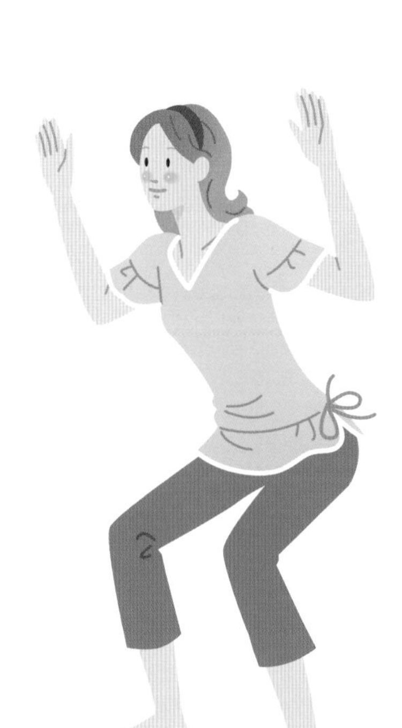

Contents

Part 3 どんどん歩ける！ 弱った下半身に効く3つのエクササイズ

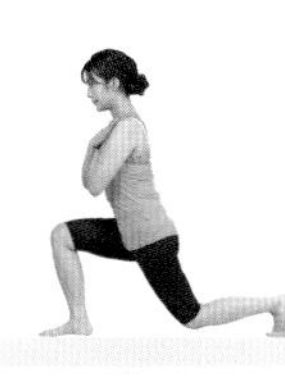
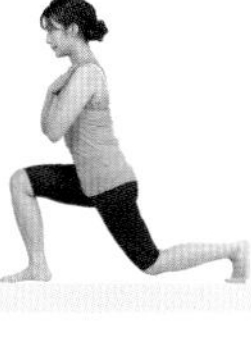
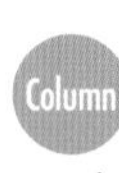

Part 4 腰痛知らずに！ 体幹に効く3つのエクササイズ

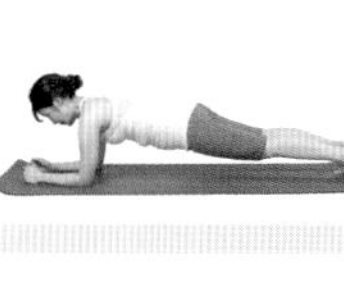

Part 5 肩こり・首の痛みを撃退！筋肉をほぐしゆるめる3つのエクササイズ

Part 6 免疫力を高めて病気に強くなる！7つの習慣

Part 1

運動習慣を身につけて一生健康！

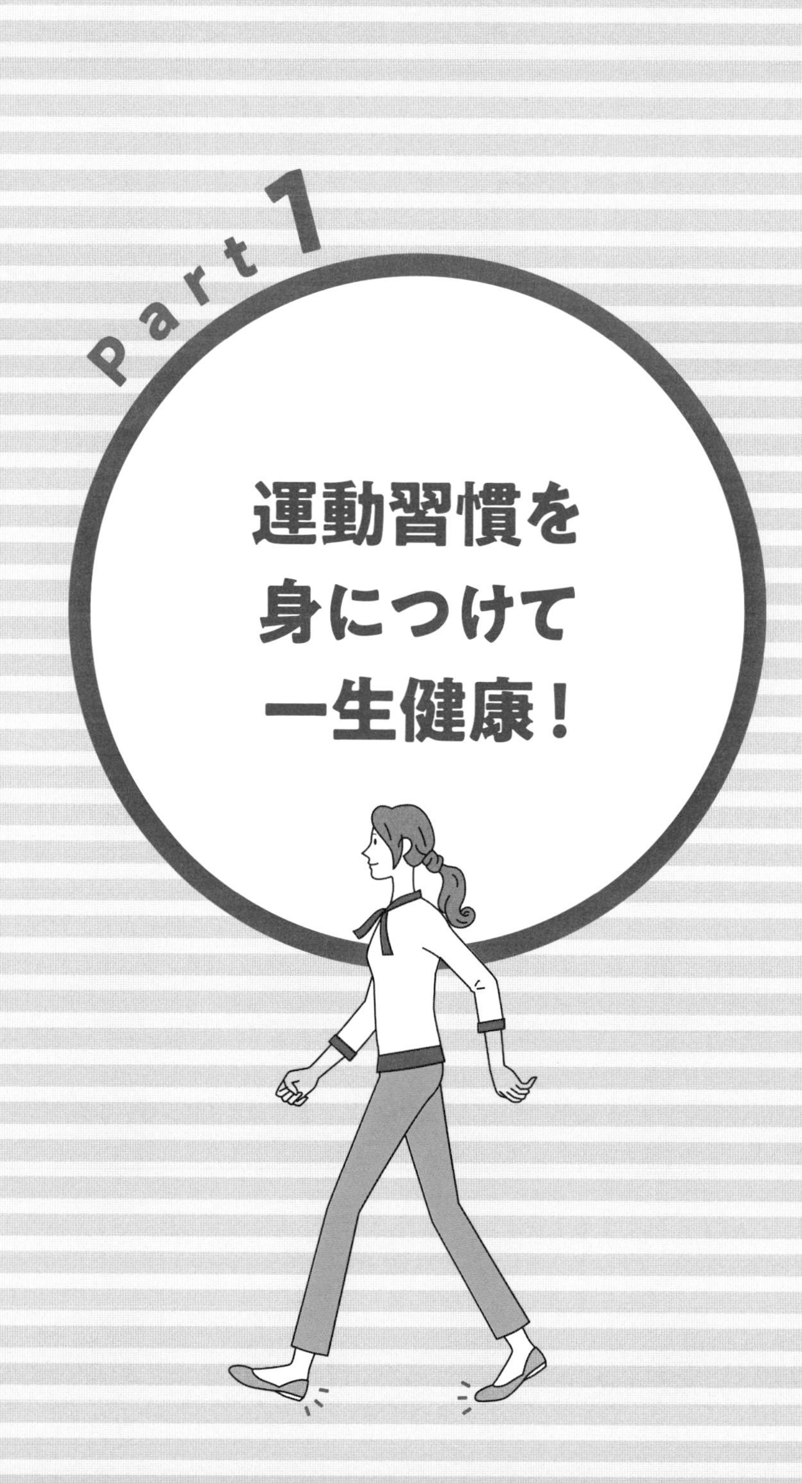

1

新型コロナの流行でわかった！感染症に勝つには免疫力が頼り

新型コロナウイルスの世界的な流行で「免疫力」という言葉が注目されました。「免疫」とは「疫（病気）を免れる」と書くとおり、自分の体を自分で守るためのバリアシステムのこと。免疫力には生まれつき備わっている「自然免疫」と、病気に罹（かか）りながら後天的に強くなっていく「獲得免疫」があり、両者が十分に機能することで「免疫力」が強化されていきます。

免疫をおもに担っているのは白血球です。感染によって侵入した病原体を食べる「マクロファージ」、病原体を死滅させる「好中球（こうちゅうきゅう）」などが自然免疫の代表的な細胞です。一方、獲得免疫の代表的な細胞には、抗体をつくる「B細胞」、感染した細胞を攻撃する「キラーT細胞」などがあります。これらの細胞を「免疫細胞」と呼んでいます。免疫細胞たちは血液とリンパ液に乗って体内をくまなくめぐり、外敵を捜して対処しています。

獲得免疫の機能を利用して、病気に罹りにくくする方法が「ワクチンの接種」です。ワクチンとは病原体の力を無毒化した人工製剤のこと。ワクチンを接種すると、病原体に感染したときと同じように獲得免疫ができるため、接種以降はその病気に罹りにくくなります。
感染症に対して、集団の中に占める免疫を持つ人の割合を増やすことで、その集団の中で流行を起こさなくする方法が「集団免疫の獲得」です。

免疫のしくみとおもな免疫細胞

自然免疫

マクロファージ
病原体を捕まえて食べてくれる

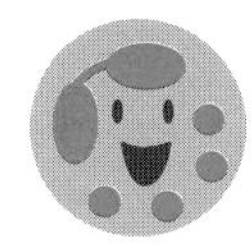

好中球
病原体を死滅させる

NK細胞
体内を常にパトロールして病原体に感染した細胞やがん細胞を攻撃する

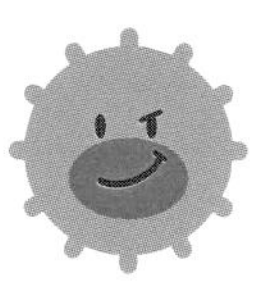

獲得免疫

キラーT細胞
病原体に感染した細胞やがん細胞を攻撃する

B細胞
特定の病原体に対抗する武器（抗体）をつくる

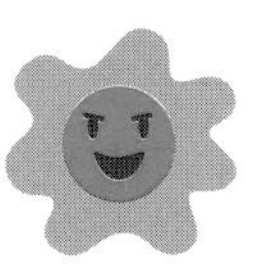

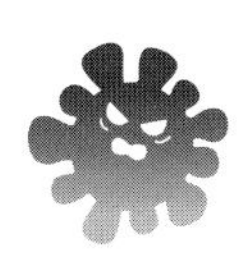

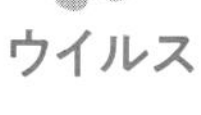

ウイルス

細菌

がん細胞

2 免疫力を高めるためには一体どうすればいい？

「感染症を防ぐためには免疫力を高めればいい」とよく言われますが、実際に免疫力を測定するのは非常に困難です。

免疫力を測定するのによく使われるのが、血液中のNK細胞やTリンパ球などの免疫細胞の数です。しかし血中で活動するリンパ球は全体のごくわずかに過ぎず、その数の変化が免疫力の高低をダイレクトに反映しているわけではありません。また、免疫細胞は日中に増えて、夕方以降は減っていきます。いつ測るかによっても血液中の数は変わるため、やはり、それだけで免疫機能を正確に測定することはできないのです。

では、免疫力を高めるということをどう理解すればいいのでしょうか。

私は「病気になるリスクを丁寧に減らしていくこと」だと考えています。昨今の研究によるデータからリスクを分析して、その〝逆張り〟をしていくということです。

日本では健康に関する本やテレビ番組などがあふれ、人々の健康意識が高いように見えますが、実際は「自分は健康だ」と思っている人はわずか3割ほどしかいません。流行（はや）りの健康法に飛びつくよりも、**科学的根拠にもとづくデータから「効果がある」と認められたものを丁寧にやっていくと、免疫力を高め、結果的にかなりの病気が予防できることになります。**

免疫力を高めるための心得

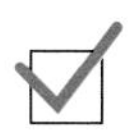
免疫力の測定は難しい

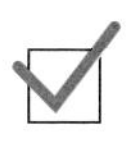
免疫細胞の働きは変動する

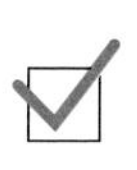
科学的根拠のある健康法を丁寧に実践するのが近道

免疫をおもに担っているのが白血球なら、血液検査で白血球の数値が高ければ「免疫力が高い」ということになるのでは？　……と思う人もいるかもしれませんが、白血球数の高い値は、体内で炎症や病気が発生しているサインでもあります。免疫系は非常に複雑なシステムで働いているため、血圧やコレステロール値などのように、わかりやすい数値で測定することができないのです。

3

免疫力を上げるには血流悪化を食い止めることが最重要!

外出自粛やテレワークなどで巣ごもり生活が続くと、結果運動不足になる人が増えます。ある調査(＊)によると、テレワークを実施してきた会社員約100人(平均年齢48歳)の歩数を調べたところ、テレワーク実施前に1日平均約1万1500歩だった歩数は、実施後は平均3割、なかには7割減少したケースもあったといいます。私のクリニックの患者さんも口々に「運動不足で少し太ってしまった」と言っていました。

運動不足による重大な問題は他にもあります。それが血流の悪化です。心臓から押し出された血液は、筋肉が収縮する「ポンプ作用」によって全身を循環します。とくに脚のふくらはぎの筋肉は「第二の心臓」と呼ばれるほど、重要なポンプの役割を果たしています。また足の裏にある足底筋(そくていきん)もポンプの役割を担っています。運動不足によってこれらのポンプ作用がうまく機能しなくなり、全身の血流が悪くなるのです。

＊筑波大学大学院と健康機器メーカー「タニタ」の共同研究による調査

巣ごもり生活で血流が悪化する！

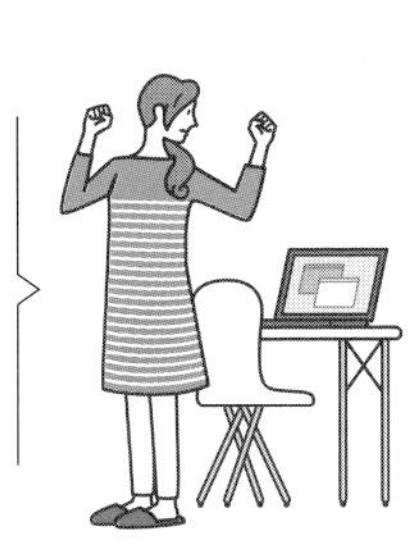

外出自粛、在宅勤務で
運動不足
〝コロナ太り〟だけでなく血液循環も悪化

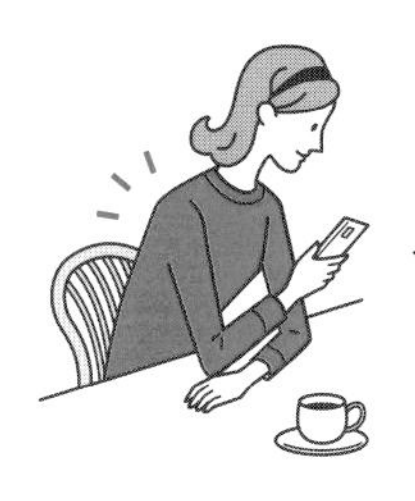

長時間のスマホ、PCで
前傾姿勢
猫背は慢性痛や体の歪みを招く

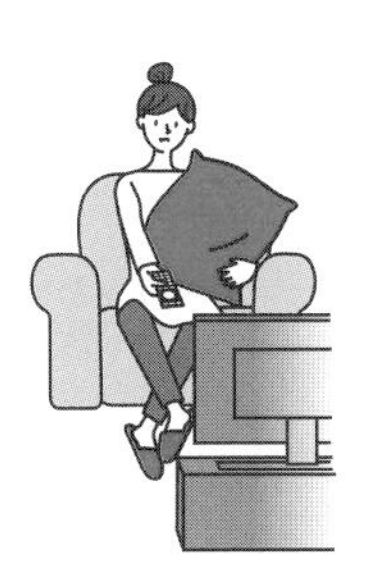

ステイホームで
座りっぱなし
エコノミークラス症候群発症の危険も！

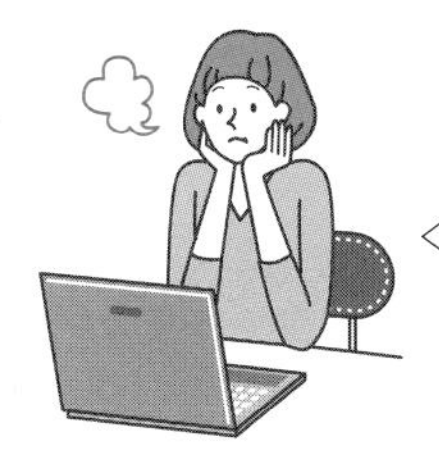

リモートワークで
活動量低下
生活習慣病やがんのリスクも高まる

血流が悪くなるとリンパ液の流れも悪くなり、免疫細胞が全身の隅々に届かなくなってしまいます。その結果、免疫力の低下につながるのです。

筋力は、加齢によって低下するほか、寝たきりの状態の場合には1日に1％という猛スピードで低下していくといわれています。巣ごもり生活で同じスピードで低下するとはいえませんが、免疫力の向上においては運動を定期的に継続していくことが必要です。

4

新事実！新型コロナウイルスは血管を傷つけて血栓をつくる

新型コロナウイルス感染症の症状として、発熱や味覚・嗅覚障害がよく知られていますが、実は血管を傷つけて血栓をつくりやすくするとの報告があります。

「血栓」とは血のかたまりのことで、血栓ができたところで血流が悪くなったり、血流が止まったりするため、脳梗塞・心筋梗塞といった命にかかわる病気につながります。

血栓ができる背景について、ドイツの病理学者ウィルヒョウは、①血管壁の最も内側で血液に接している「血管内膜の状態」の変化、②「血液の成分」の変化、③「血流」の変化の3つの要素を挙げています。血液が全身の血管内をスムーズに循環できるのは、血液を固まらせる「凝固」と、溶かす「線溶（せんよう）」という2つの性質がバランスよく保たれているから。しかし、新型コロナウイルスによって血管が傷つけられるとともに、免疫細胞がウイルスと戦うためにつくる物質で血液が凝固しやすくなり、血栓ができやすくなります。

よく耳にする「エコノミークラス症候群」は、肺動脈に血栓が詰まる「肺塞栓（そくせん）症」の別名で、脚の静脈にできた血栓が肺に運ばれ、肺動脈を詰まらせてしまう病気です。飛行機の狭い座席にじっと長時間座っていた後、急に立ち上がったときに発症することからこう呼ばれるようになりました。テレワークなどで長時間座り続けていれば、飛行機のエコノミークラスの座席でなくても、同じことが体の中で起こらないとも限りません。

血栓を引き起こす おもな原因

☑ 新型コロナウイルス

厚生労働省「新型コロナウイルス感染症診療の手引き」の第２版で、最新の知見から血栓症のリスクについて追記された

☑ 生活習慣病

高血圧、糖尿病、脂質異常症（コレステロール、中性脂肪の異常値）などがあると動脈硬化を進めて血栓ができやすくなる

☑ 心房細動

60歳以降では10%の人に発生するともいわれる。健康診断などの心電図検査で定期的にチェックを

☑ 水分不足

血液がドロドロになって、かたまりができやすくなる。夏以外でもこまめな水分補給を！

☑ 長時間の同じ姿勢

座りっぱなしで体を動かさない生活も危険。こまめに立ち上がる、脚を動かすなどを心がける

5

これが結論！ 免疫力アップと血流改善には運動がベスト

新型コロナウイルスに対抗するためには「免疫力アップ」と「血流の改善」が必要です。それぞれを別々の方法で対策を講じるよりも、1つの方法で一緒にできたらいいですよね。そんな虫のいい話があるのかというと、あるのです。それが「運動をする」こと。

運動習慣が全身に与える効果について、高血圧・糖尿病・脂質異常症の予防と改善、動脈硬化性の病気の発症を減少させるなど、いくつものメリットが報告されています。つまり、運動には「明らかに死亡リスクを低減させる＝免疫力を高める」作用があるのです。実際に、運動を含めた身体活動量が多いほど、がんを含めた全死亡リスクが低下したという研究報告もあります（＊）。

もちろん、体を動かすことで筋肉のポンプ作用が促され、血液中の余分な脂質や糖質がエネルギーとして使われるため、血液循環や代謝もよくなります。ただし、1時間を超え

＊国立がん研究センター 多目的コホート研究（JPHC Study）

る持久性運動や、重いバーベルを使ったベンチプレスなど、心拍数が150を超える運動を行うと、かえって免疫力がダウンしてしまいます。運動をハードにがんばりすぎるとストレスホルモンが過剰に分泌され、さらには、骨格筋への血流が増える一方で、粘膜や内臓への血流が減少。その結果、体のバリア機能が低下してしまうのです。

自分の体力レベルに合わせて、負荷をかけすぎない運動を毎日の習慣にしてください。

適度な運動が病気を遠ざける

＼メリットたくさん！／

1. 免疫力アップ
2. 骨粗しょう症予防
3. 生活習慣病予防
4. がんのリスク低下
5. 肥満解消
6. 認知症の予防・改善
7. うつ病の予防・改善
8. 睡眠障害の改善
9. アンチエイジング
10. ストレス解消

ただし！
がんばりすぎると免疫力ダウン

高強度の運動後は、数時間～数日間にわたって免疫細胞の働きが低下する

参考：厚生労働省 e-ヘルスネット、「運動と免疫」鈴木克彦

6

運動は自分への最大の投資　それが人生の資産となります！

日本人の場合、平均74歳で健康寿命が尽きるといわれています。その大きな原因が、加齢に伴う運動器の衰え「ロコモティブシンドローム」です。運動器とは、筋肉、骨、関節、神経といった、体を動かしたり支えたりする組織や器官の総称。日本の変形性ひざ関節症の患者数は２５３０万人、骨粗しょう症は１０７０万人、変形性脊椎症は３７９０万人と推計されています。ロコモティブシンドロームが進行すると、立つ・歩くといった移動機能が低下し、要介護や寝たきりにつながるリスクが上がります。

運動器の機能は誰でも加齢とともに低下していくものですが、その始まりは意外なほど早く、筋肉の場合、20歳を過ぎると50歳までに5～10％の骨格筋量が減少します。さらに50～80歳までに30～40％の筋量が減少すると報告されています。50ページの「ロコモテスト」でチェックしてみてください。

ロコモティブシンドロームを予防・改善するのに最も有効な手段が、運動です。運動習慣を身につけることによって、健康寿命を延ばすことができるのです。また、体力（とくに腕立て伏せ）がある人ほどメンタルの不調リスクが低く、最高年収が高い集団となりやすいという研究報告（＊）もあります。健康も、収入と同じように人生の質を左右する資産の1つ。つまり運動は、自分自身への最大の投資なのです。

ミドル期以降は骨格筋量を死守！

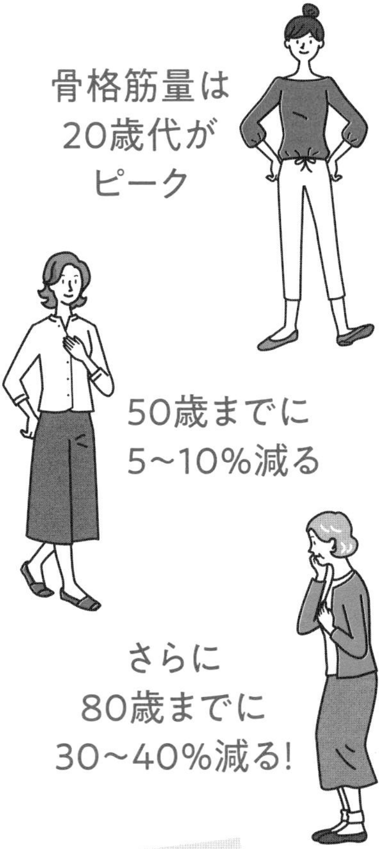

骨格筋量は20歳代がピーク

50歳までに5〜10％減る

さらに80歳までに30〜40％減る！

何もしないでいると…

運動量が低下➡さらに骨格筋量が減る➡ますます運動量が低下……と悪循環。要介護や寝たきりへ近づくことに

＊東京大学体力テスト研究（UTokyo Fitness Study）

7

背中・太もも・足の裏を狙え！
40歳からは3方向で鍛える

筋力は50歳くらいまでは個人差が小さく、それ以降、運動習慣のある・なしによって大きく差がついてきます。できれば40代、遅くとも50代のうちに運動する習慣を持ってほしいと思います。

とくに鍛えるべきは「背中」と「太もも」、そして「足の裏」の3方向の筋肉です。背中の筋肉が衰えると前傾姿勢となり、肺を圧迫して呼吸を浅くします。じつは、呼吸も血流に関係しています。息を吸って肺に空気が入ると横隔膜が下がり、血液は心臓へと流れます。息を吐くと横隔膜が上がって肺が縮み、たまっていた血液は肺に向かって流れます。このポンプ作用によって、血液を循環させているのです。

太ももにある大腿四頭筋（だいたいしとうきん）は、全身の中で最も大きく、また衰えやすい筋肉です。ひざや股関節の機能にも深くかかわり、私のクリニックでも変形性ひざ関節症や股関節の変形などの予防・リハビリとして大腿四頭筋のトレーニングをしてもらいます。
最近、アスリートの間で注目されているのが足の裏の筋肉です。足の裏の筋肉は、体重移動の際の衝撃を受け止め、バランスをとるという、非常に重要な役割があります。うまく体重移動ができないと、ひざや腰に負担がかかり、転倒のリスクが上がってしまいます。
この3つの筋肉については、このあとの34〜35ページで詳しく説明しましょう。

アラフィフからはココを鍛える！

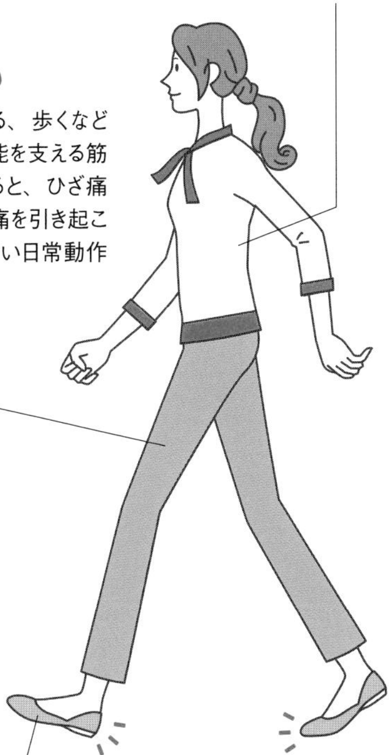

背中

背筋が衰えると前傾姿勢に。その結果、呼吸が浅くなり全身の血流が悪化。また、シニア期の猫背は圧迫骨折の原因にも

太もも

立ち上がる、歩くなどの移動機能を支える筋肉。衰えると、ひざ痛や股関節痛を引き起こし、何気ない日常動作も困難に

足の裏

歩くときの体重移動やバランスの安定を支えるなど、移動時の重要な役割を果たしている部位。衰えると転倒リスクが増大

Column

ウィズ・コロナの時代を生きるために必要なこと

新型コロナウイルスの感染拡大がいつ収束するのか、まだ誰にもわかりません。2年はかかるといわれていますが、集団免疫の点から考えると2年では終わらないかもしれません。集団免疫率が50%を超えないと収束しないといわれているのに、大感染したアメリカ・ニューヨークでさえまだ5月の時点で10～20%程度。ワクチンの開発も急がれていますが、今のところまだ完成していません。別の未知なる病気が大流行する可能性もあります。

私たちにできることは、新型コロナウイルスと共存するつもりで、自らの免疫力を上げていくことしかないのです。そのためにまずやっていただきたい「1分免疫エクササイズ」をPart 2で、次に、衰えやすい背中と太もも、足の裏の筋肉を鍛えるトレーニングをPart 3からPart 5で詳しく説明しています。どれも簡単にでき、負荷も適切なので毎日続けていただけます。

運動のほかに腸内環境を整えることも必要です。腸は人体において〝免疫ステーション〟としての役割があるからです。また、食事によって免疫力の維持に欠かせない栄養素を補うことや、良質な睡眠を取ることなど、免疫力を高める生活習慣のヒントをPart 6にまとめました。

世の中にはいろいろな健康法やトレーニング法がありますが、根拠となるデータの裏づけがあるものを取り入れて、いつまでも元気に過ごしていただきたいと思います。

Part 2

全身に効く！1分免疫エクササイズ

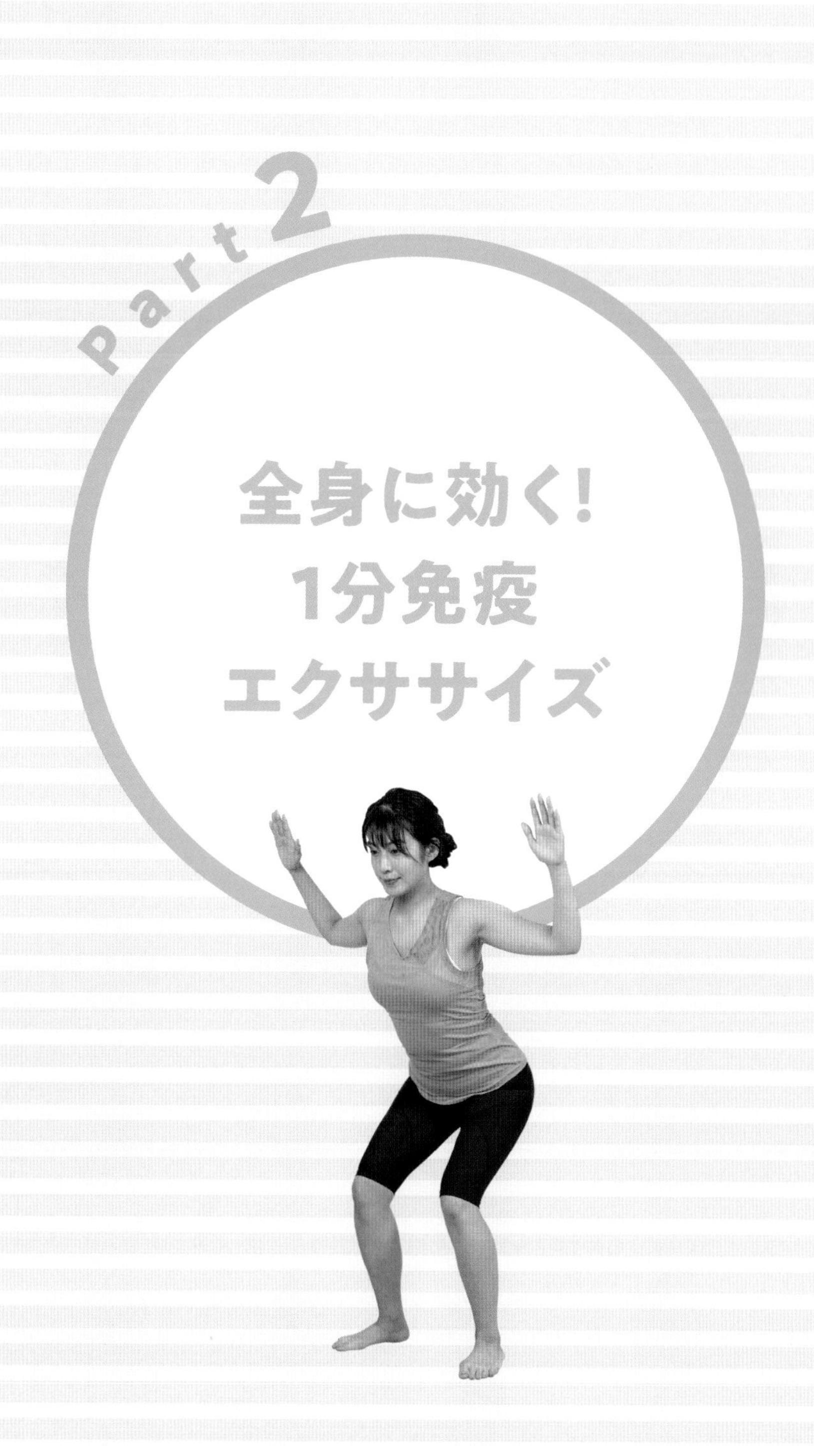

Part 2

3方向から4つの大きな筋肉にコミットしよう

筋トレをする場合、効果的な順番があることをご存じですか？

最初に鍛えるべきは、大きな筋肉です。大きな筋肉に連動して小さな筋肉も動くため、全身の筋肉を効率よくトレーニングできるというのがその理由です。

「1分免疫エクササイズ」は、1つのエクササイズで3方向・4つの大きな筋肉をバランスよく鍛えることができます。まず、全身の筋肉の中で最も強くて大きい、そして最も衰えやすい「大腿四頭筋（だいたいしとうきん）」。太ももを取り囲んでいる筋肉の総称で、ひざを曲げるのに使われます。太ももの裏側にあり、股関節を伸ばしてひざを曲げるときに使われる「ハムストリングス」も、加齢とともに硬くなりやすい筋肉です。背中にあり、わきの下からわき腹あたりまでを覆う「広背筋（こうはいきん）」は、最も面積の広い筋肉。肩甲骨を寄せる働きがあります。

そして、背骨の左右についている長い筋肉「脊柱起立筋（せきちゅうきりつきん）」。上体を起こしたり、伸ばしたり、

ココを鍛える！ 全身の大きな筋肉

反らせたりするときに使います。

また、大きくはないけれど重要な筋肉である「足底筋」も、足を踏ん張ることによって刺激することができます。では、さっそく詳しいやり方を見ていきましょう！

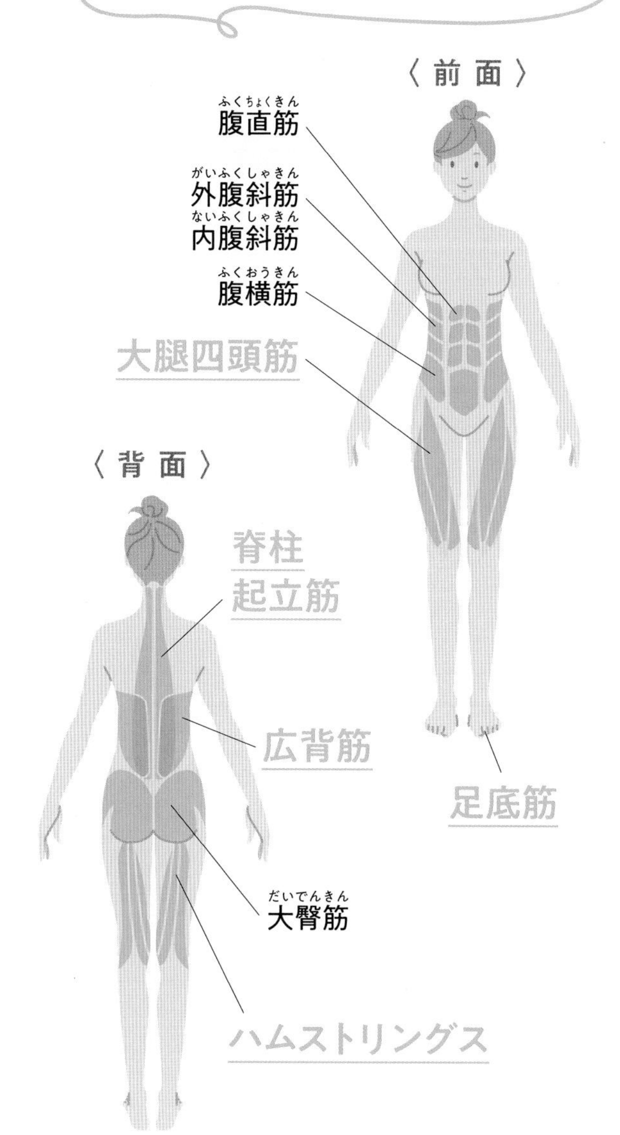

この３つのパーツを意識しましょう！

背中
上半身を支え、
呼吸や血流にも影響
太もも
立ち上がる、歩くなど
移動能力の要
足の裏
全身のバランスの安定と
転倒予防のカギ

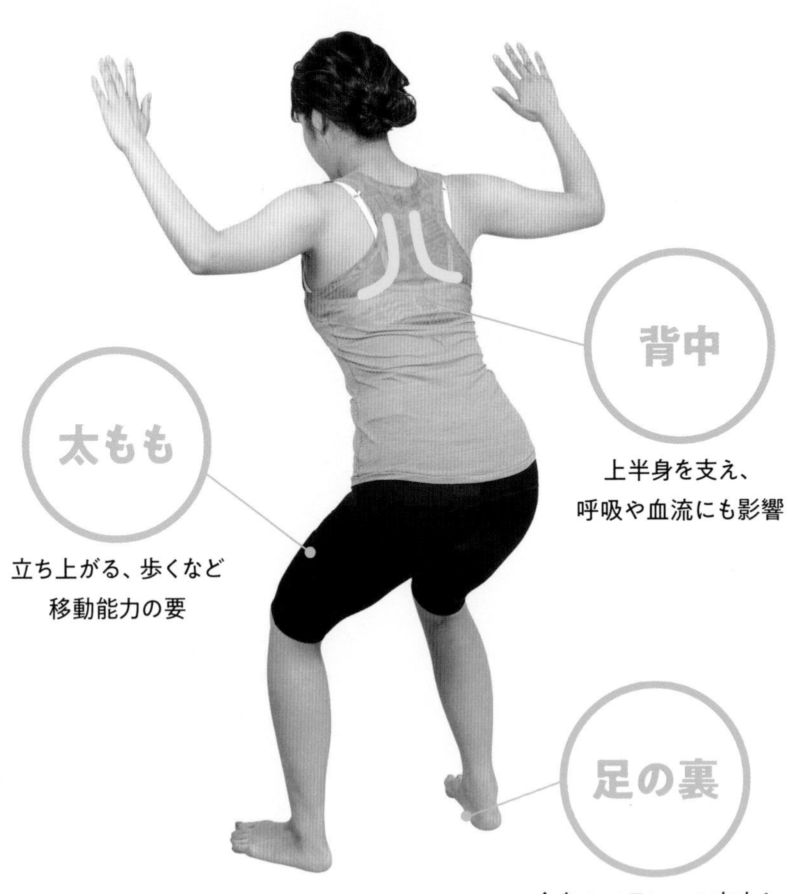

1分免疫エクササイズはいいことといっぱい！早くはじめた人から元気になります！

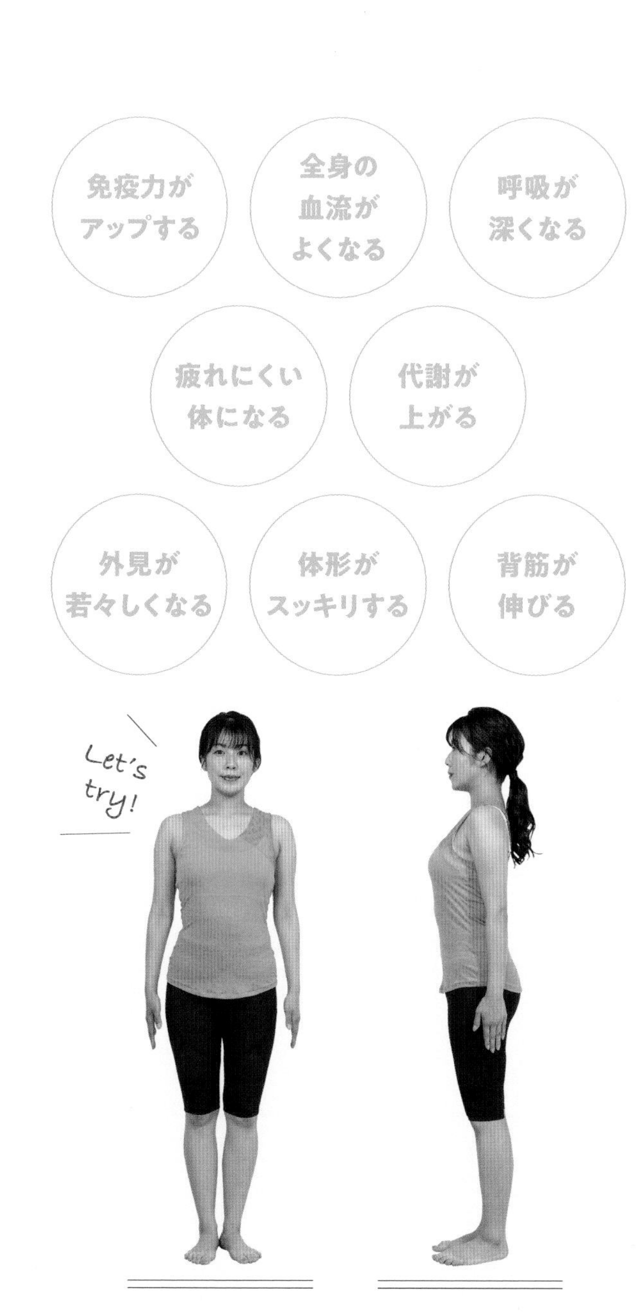

医師考案の最強のスクワット

1分免疫エクササイズのやり方

「1分免疫エクササイズ」は4つの簡単な動きで構成されています。
エクササイズ効果を最大限に得るため、
いくつかのポイントに注目してください。

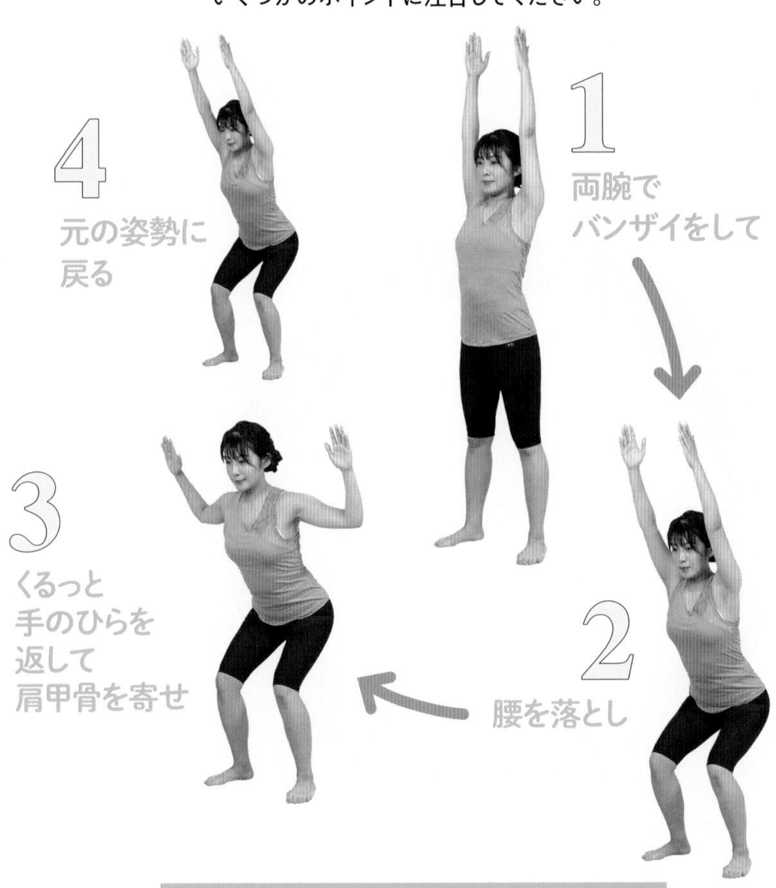

10回×2セット

Let's start！

では、実際にやってみましょう!

手のひらは
向かい合わせに
腕が耳に
つかなくても OK
足は
肩幅に開く

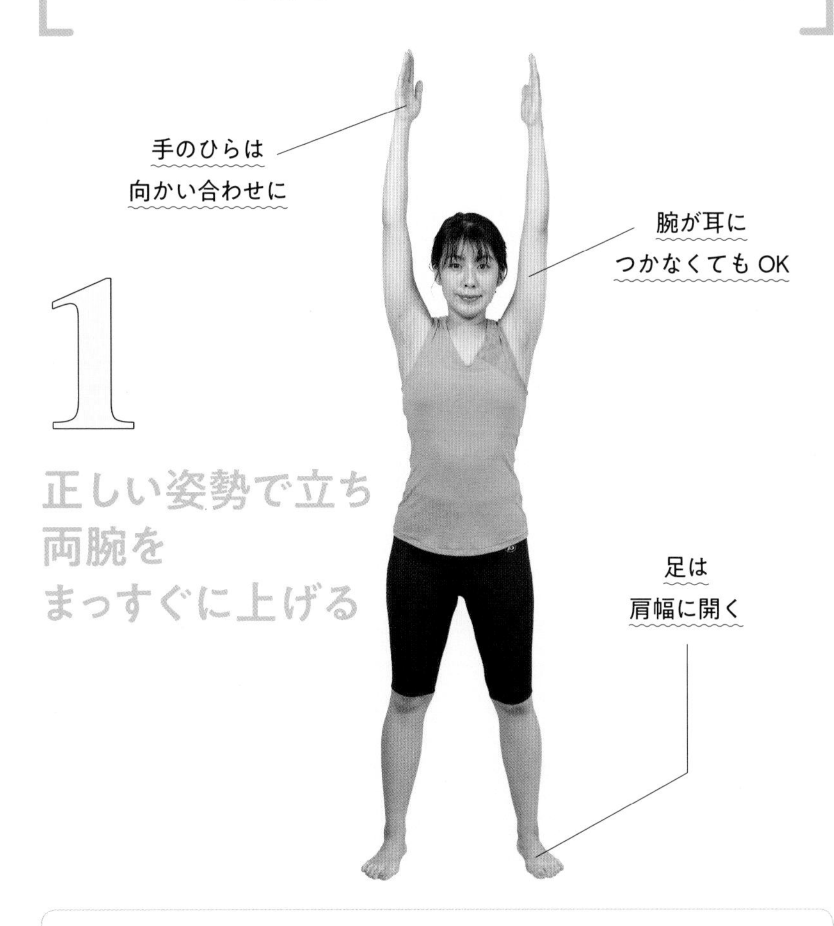

1 正しい姿勢で立ち 両腕を まっすぐに上げる

両腕をまっすぐに上げることによって重心が上がり、体を支えるためにおなかの筋肉にスイッチが入ります。Part 3以降に登場するエクササイズにもおなかの筋肉で体を支えるパターンがありますので、その練習にもなります。

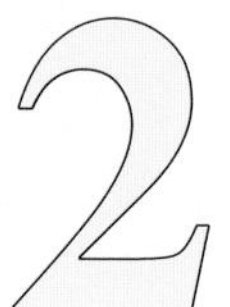

息を吸いながら２秒かけて ゆっくりと腰を落とす

2秒
呼吸を忘れずに
股関節から
脚を曲げる
ぐぐーっと
ゆっくり
ひざがつま先よりも
前に出ないように

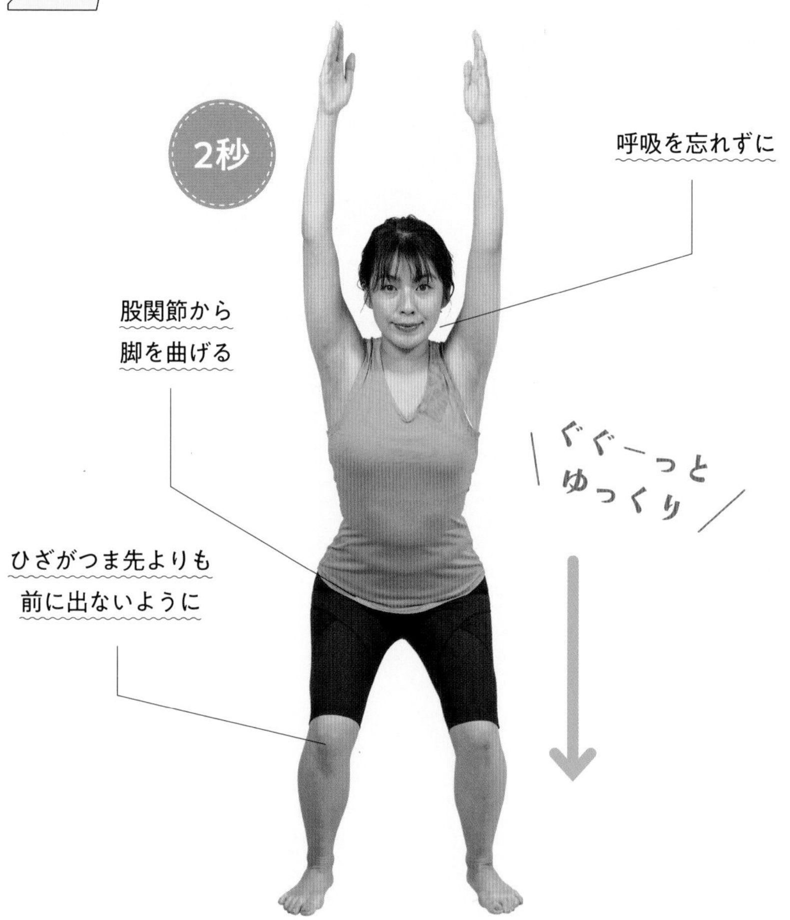

スクワットの動きで、お尻、太ももの前側と後ろ側、ふくらはぎなどの筋肉を鍛えます。ひざを曲げるというよりも、イスに座る感じで股関節から脚を折るようにします。ひざがつま先よりも前に出ないようにしましょう。

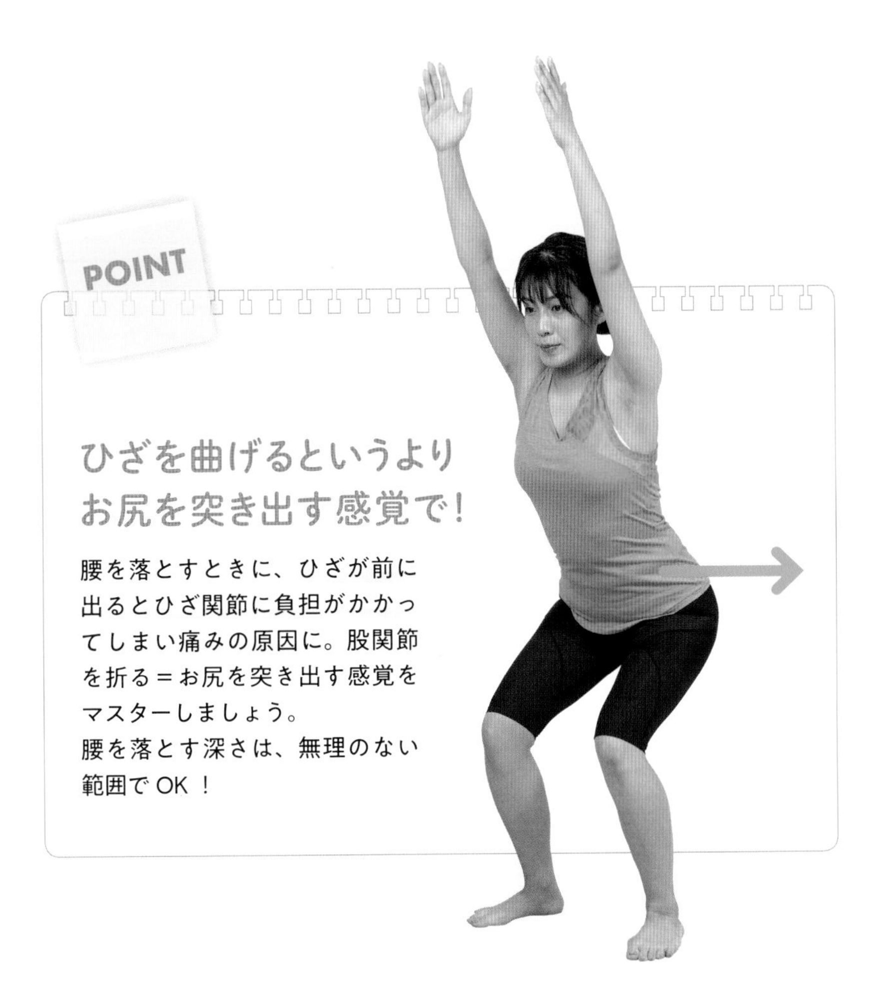

ひざを曲げるというより お尻を突き出す感覚で！

腰を落とすときに、ひざが前に出るとひざ関節に負担がかかってしまい痛みの原因に。股関節を折る＝お尻を突き出す感覚をマスターしましょう。
腰を落とす深さは、無理のない範囲でOK！

ココに効く！

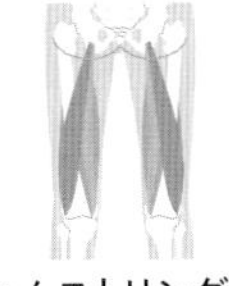
ハムストリングス

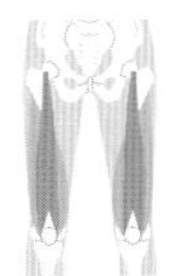
大腿四頭筋

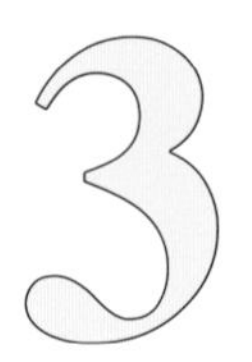

左右のひじを 90 度に曲げて肩甲骨を寄せる

肩をすくめない
手のひらは前向きに
2秒
キープ

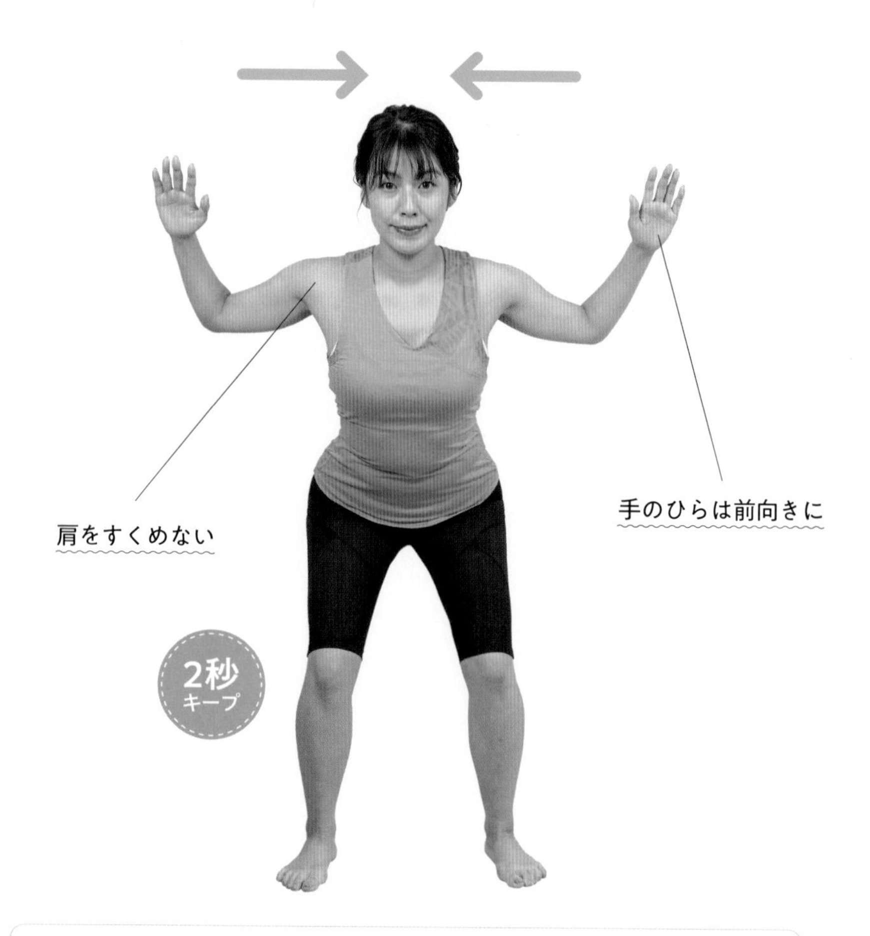

ここが「1分免疫エクササイズ」の最大の特長！　パソコンの画面やスマホを覗き込む時間が長くて開きっぱなしになっている肩甲骨を、ひじを 90 度に曲げることによってギュギュッと中心に寄せます。おもに広背筋を鍛えます。

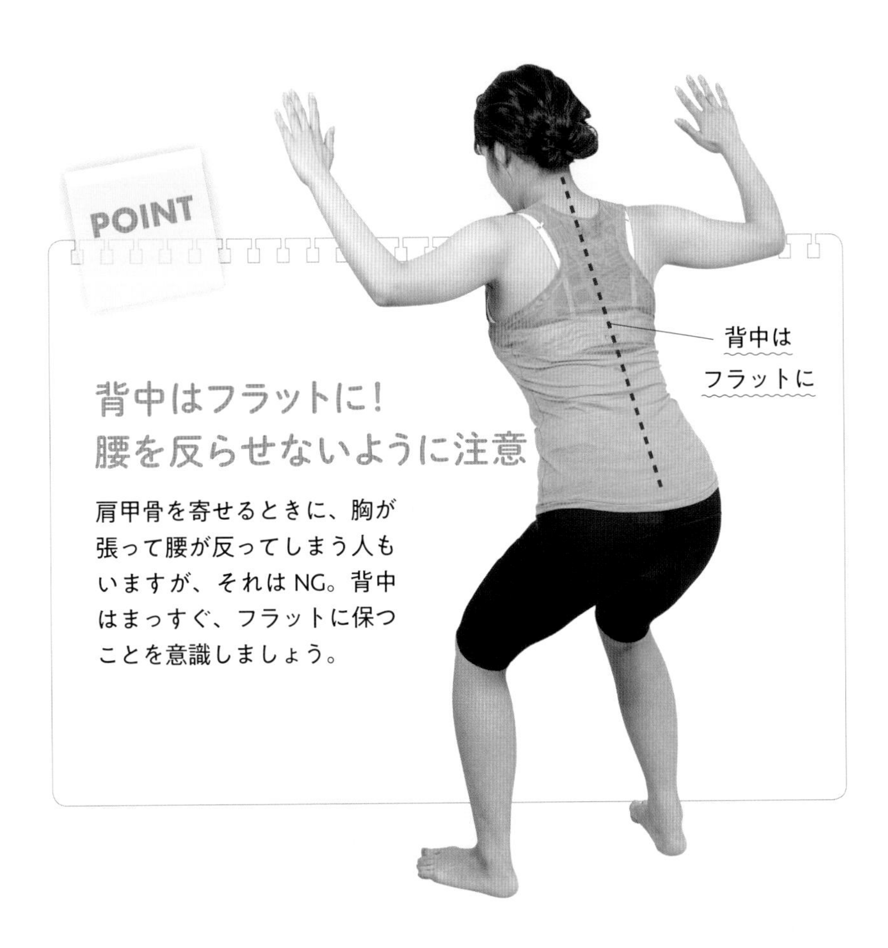

背中はフラットに！腰を反らせないように注意

肩甲骨を寄せるときに、胸が張って腰が反ってしまう人もいますが、それはNG。背中はまっすぐ、フラットに保つことを意識しましょう。

ココに効く！

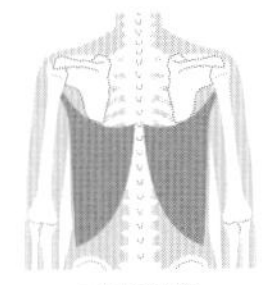

広背筋

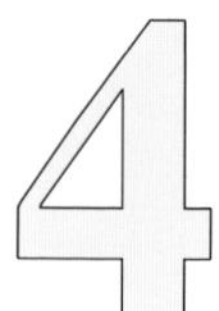

息を吐きながら２秒かけて ゆっくりと元の姿勢に戻る

手のひらを
向かい合わせていく
おなかを凹ませる
2秒

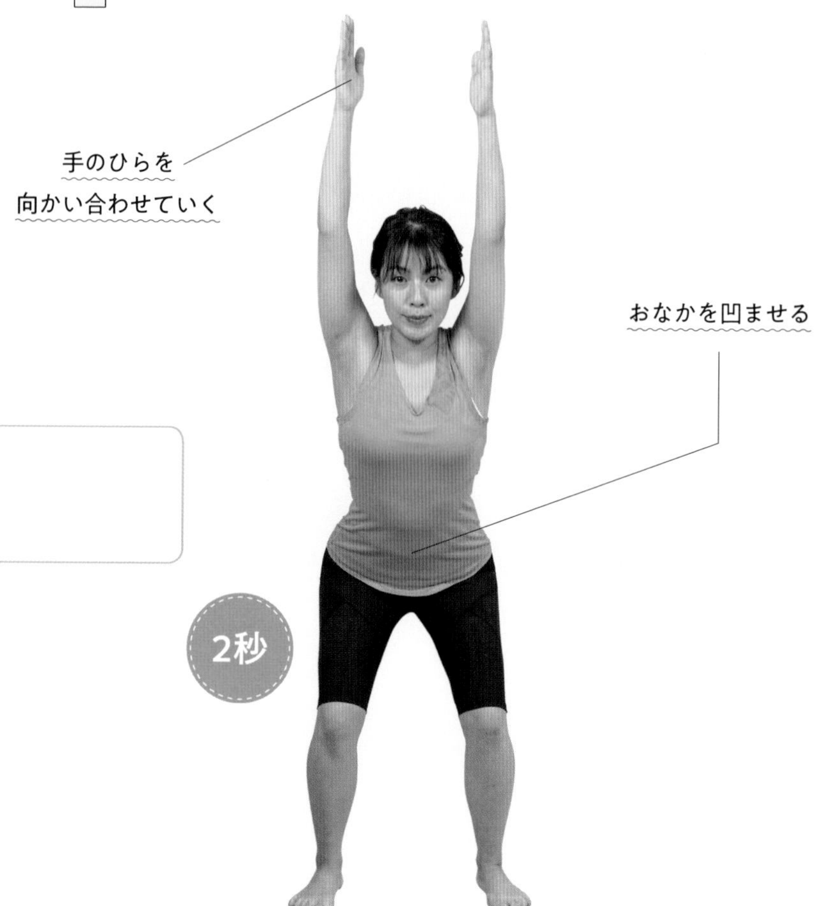

再び両腕を上げ、おなかの筋肉にスイッチを入れます。姿勢を維持するために背骨のまわりの脊柱起立筋も刺激します。また呼吸も意識してください。長めに息を吐くことで副交感神経が優位になり、免疫力アップにつながります。

1～4を
10回くり返す
×2セット

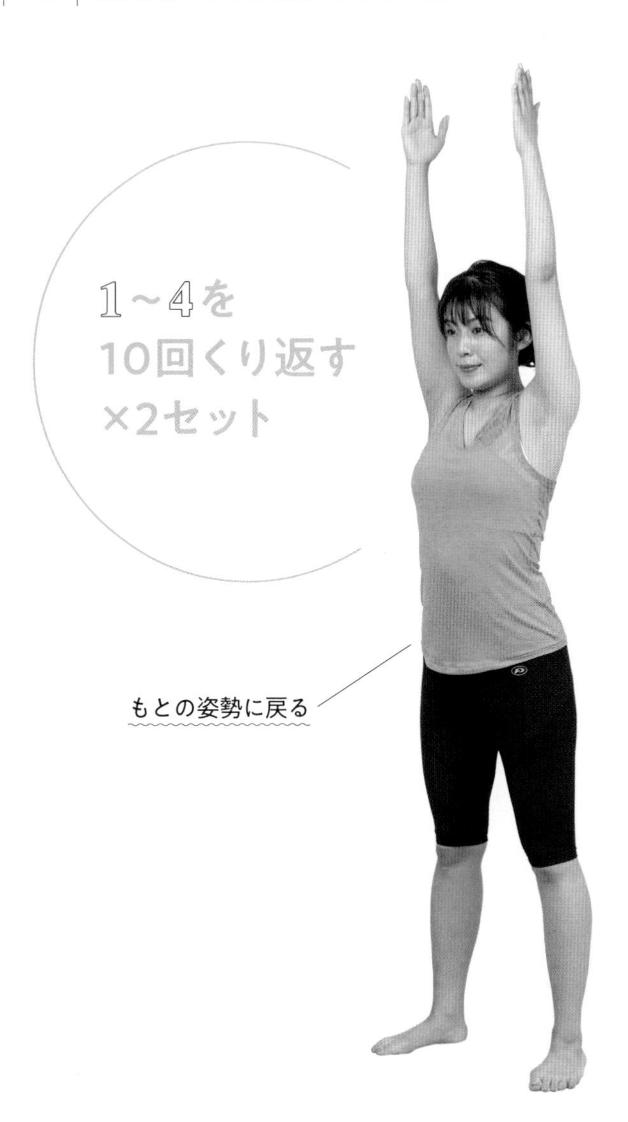

もとの姿勢に戻る

ココに効く！

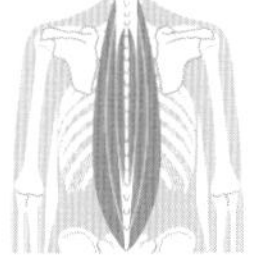

脊柱起立筋

Part 2

間違ったやり方はソン！確実に効かせるためのコツ

スクワットは正しい姿勢で行わないと、効果が期待できないばかりか、ひざの故障につながります。48ページからの内容をしっかり守ってください。難しい場合は、慣れるまでは下半身、上半身と動作を分けて行うのがよいでしょう。

運動習慣のない人にとっては、スクワットを10回くり返すのは少々キツいかもしれませんが、最初のうちは無理のない範囲でかまいません。動作のポイントを守ったうえで続けてみてください。継続するうちに必ず、回数もこなせるようになります。

1セットではなく、あえて2セットを目標にしているのは「持久力」をつけるためです。ここでいう持久力とは「体を支える力」のことで、さまざまなエクササイズの土台となります。体を支える筋肉を持続して使えるようにするためには、1セットでは運動強度が低いのです。少しハードですが、2セット達成できるようにチャレンジしてみてください。

実際の運動指導の場でも、やはり10回×2セットでやってもらっています。

ベースのエクササイズとなる「1分免疫エクササイズ」に「ワイドスクワット」を組み合わせれば、下半身のトレーニングは十分カバーできます。

さらに下半身を強化したいならPart3のエクササイズ、体幹を強化し、腰痛を予防したい人はPart4のエクササイズ、肩こりがあったり、姿勢を矯正したりしたいならPart4・5のエクササイズを組み合わせて行いましょう！

正しいやり方をマスターしたら…

Level up!

ワイドスクワットにトライしよう

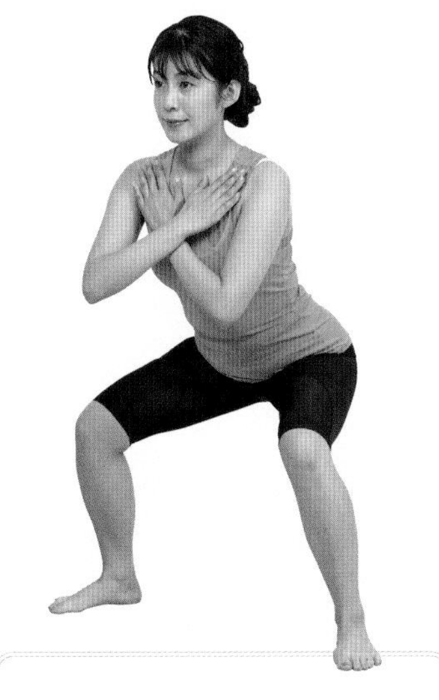

間違ったやり方でスクワットを行うと、ひざの故障の原因に。48ページで解説するコツをしっかり押さえて実践しましょう。体の使い方を覚えたら、レベルアップ編の「ワイドスクワット」にも挑戦！（P.56）

1分免疫エクササイズを上手に効かせるコツ

スタートは正しい基本の姿勢から！　この姿勢で動くことにより、狙った筋肉を安全に鍛えることができます。Part3 以降も、立って行うエクササイズはすべてこの姿勢でスタートします。

基本の姿勢

足を肩幅に開いて立つ

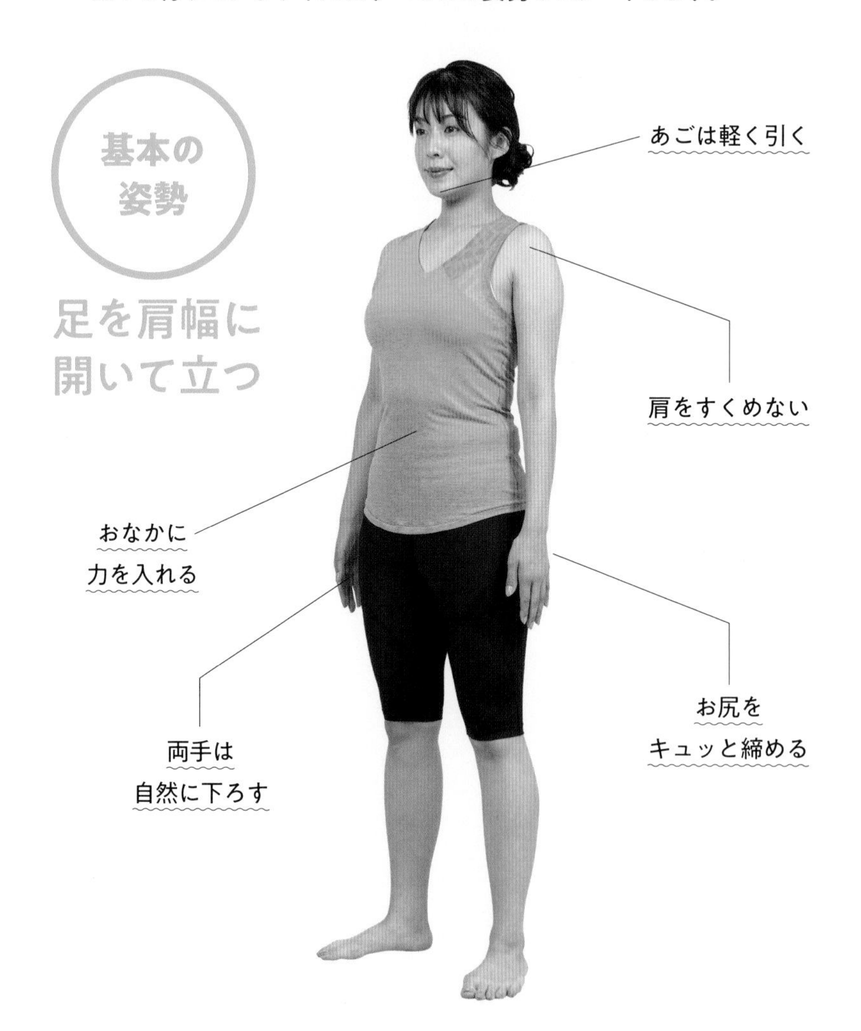

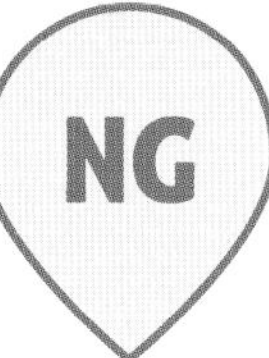

ひざが内側に入っている

腰を落とすときにひざが内側に入っていると、ひざ周辺の筋肉や関節に負担がかかり、ひざを痛める原因に。また狙った筋肉を鍛えることができません。

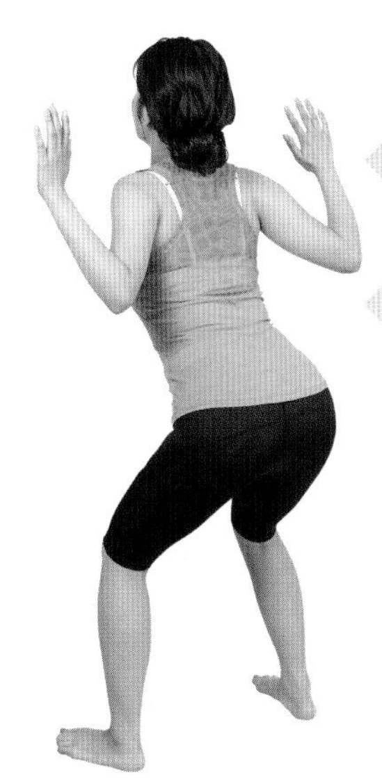

腰が反っている

腰が反ると腰痛の原因に。おなかの力が抜けていると腰が反りやすくなるので、呼吸に意識を向け、おなかに力を入れるようにしてください。

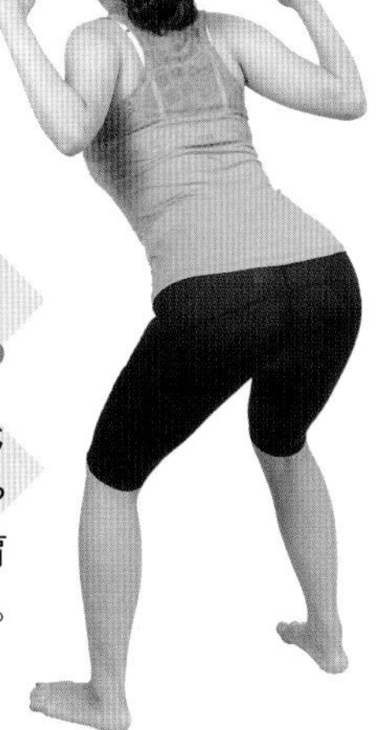

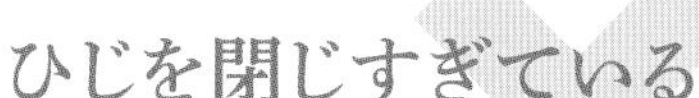

ひじを閉じすぎている

左右の肩甲骨を閉じようとするあまり、ひじを閉じすぎてしまうと、かえって腰が反りやすくなります。ひじの角度は90度にし、肩の力を抜いて胸を気持ちよく開く程度でOK。これだけで肩甲骨を正しく寄せられます。

Column

あなたは大丈夫？ 筋肉の衰えを ロコモテストで判定！

筋肉の衰えは自覚しにくいもの。 下のテストで現在の筋力を把握して
ロコモティブシンドロームの危険度をチェックしてみましょう。

1 イスに座り、片方の脚を伸ばす。手は胸の前でクロスする

骨盤を立てる

足首は90度に

浅めに腰かける

2 弾みをつけずに片脚で立ち上がり、3秒キープする

3秒キープ

左右それぞれ行う

判定 片脚立ちが3秒キープできなければロコモの可能性あり！

Part 1の「1分免疫エクササイズ」に、次章の下半身強化エクササイズを組み合わせた対策が急務！ 何もしないでいると数十年後は要介護や寝たきりの可能性も……。

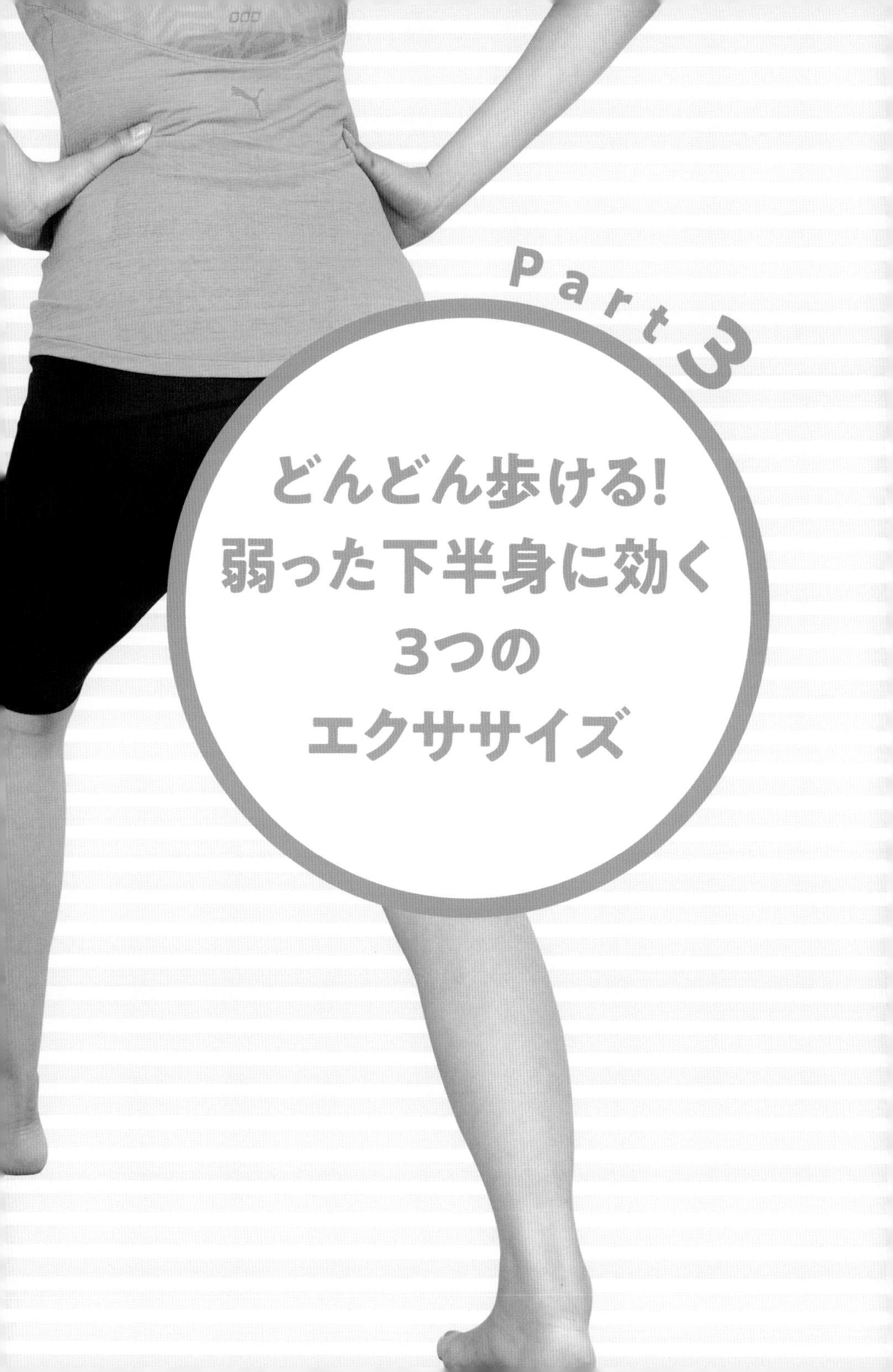
Part 3
どんどん歩ける!
弱った下半身に効く
3つの
エクササイズ

Part 3

下半身の筋肉は加齢とともに激減。鍛えれば免疫力がアップする！

全身の筋肉の70％は下半身にあり、立つ、歩くなどの私たちの基本的な動作を支えています。また、大きな筋肉が集まっていて、血液を循環させるポンプ機能や、代謝を高めるなどの役割も担っています。しかし、下半身の筋肉は他の部位の筋肉にくらべて非常に衰えやすく、たとえば骨盤と背骨をつなぐ「大腰筋」という筋肉は、高齢になると若い頃にくらべて40％以上も減るといわれています。また、太ももの大部分を占める「大腿四頭筋」の筋肉量と死亡率には相関関係があり、筋肉量が少ない人ほど死亡率が高くなります。つまり、下半身の筋肉を鍛えることは死亡リスクを軽減すること＝免疫力を高めることにダイレクトにつながっているのです。

この章では3つのエクササイズで下半身の筋肉を鍛え、動きやすくします。狙う筋肉は、大腿四頭筋、大臀筋、ハムストリングス、内転筋、腸腰筋、骨盤底筋など。これらの筋肉を鍛えることで、腰痛、ひざ痛などＱＯＬを低下させる症状の改善、美脚や美尻などのボディメイクが叶います。

狙う筋肉はココ！

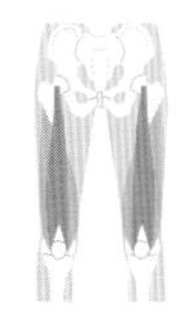

大腿四頭筋

太もも前側の筋肉。全身のなかで最も大きな筋肉で、衰えると歩行能力の低下や基礎代謝の低下、ひざ痛などの弊害が出る

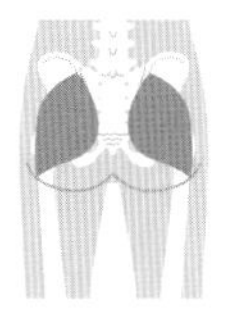

大臀筋

お尻にある大きな筋肉。日常生活では、歩く、立ち上がるなどの動きを支えている。鍛えればヒップアップ効果も

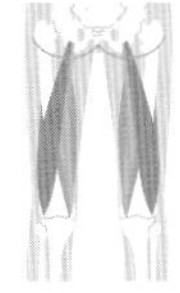

ハムストリングス

太もも後ろ側の筋肉の総称。大腿四頭筋や大臀筋と連動しながら、歩く、立ち上がるなどの日常動作を支える

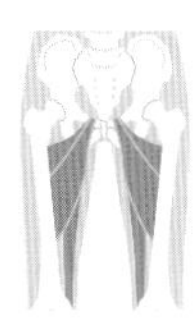

内転筋

太もも内側の筋肉。衰えるとＯ脚やＸ脚となり、股関節痛やひざ痛の原因に。もたつきのない美脚の要でもある

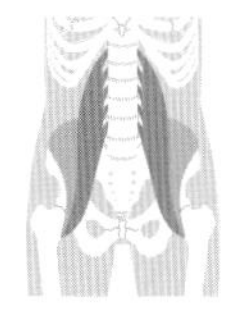

腸腰筋

上半身と下半身をつなぐインナーマッスル。大腰筋や腸骨筋などの筋肉群の総称で、下半身の運動に欠かせない

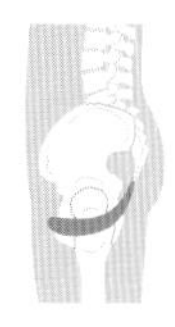

骨盤底筋

骨盤の底にある筋肉。子宮や膀胱などの内臓を下から支え、尿もれの予防・改善など女性のアンチエイジングのカギになる

Let's training!

下半身を鍛えるなら3つのエクササイズでＯＫ！

シンプルな動作で複数の主要な筋肉にアプローチできる〝おトク〟なエクササイズをご紹介します。

Exercise 1

ワイドスクワット

足を広く開いて行うワイドスクワットは、下半身の強化にとても効果的です。股関節の可動域を広げてケガを予防するほか、とくに内ももとお尻の筋肉を鍛える効果が抜群なので、引き締まった美脚と美尻も叶います。

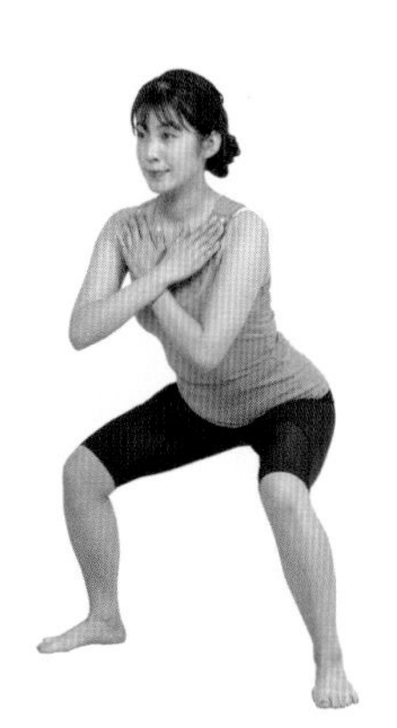

あれこれと、たくさんの種類の運動を がんばらなくても大丈夫。 この、たった３つの種目だけで 下半身の筋肉が効率よく鍛えられます！

Exercise 2

ランジ

ヒップを形づくる「大臀筋」、上半身と下半身をつないで股関節を曲げたり外側にひねったりする「腸腰筋」、太ももの後ろ側にある「ハムストリングス」、人体最大の筋肉「大腿四頭筋」などを鍛えます。

Exercise 3

ヒップリフト

お尻にある「大臀筋」はもちろん、内ももにある「内転筋」を鍛えます。女性が絶対に鍛えておきたいのが骨盤内から内臓を支えている「骨盤底筋」。尿もれなどの女性に多いトラブルを予防・改善します。

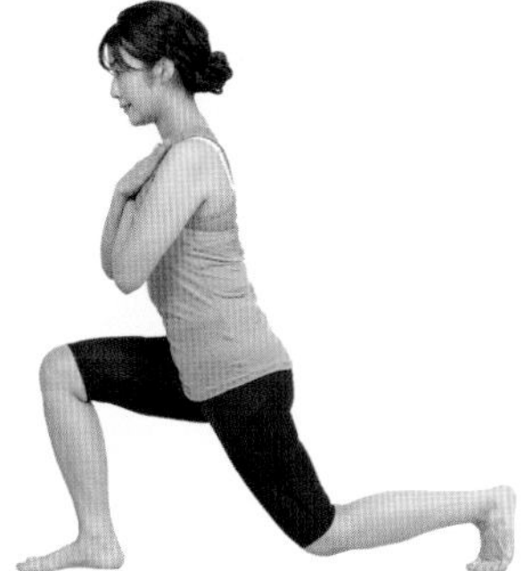

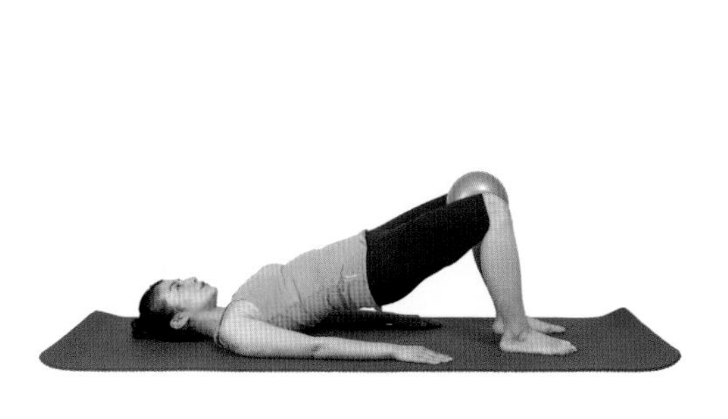

下半身をより強化！
引き締まった
美脚&美尻も叶う！

Exercise 1

ワイドスクワット

「1分免疫エクササイズ」に慣れてきたら、足を広く開いて行う「ワイドスクワット」に挑戦してみましょう。股関節の可動域を広げてケガを予防するほか、とくに内ももとお尻の筋肉を鍛える効果が抜群！美脚と美尻をつくりたい女性にもおすすめです。

1

基本の姿勢で立ち
足を肩幅よりも
広く開く

あごを軽く引く

両手を胸の前で
クロスさせる

ひざとつま先は
同じ方向を向くように

肩幅よりも広く

ココに効く！

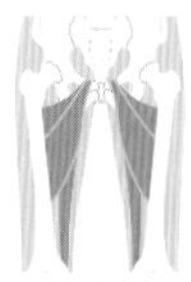
内転筋

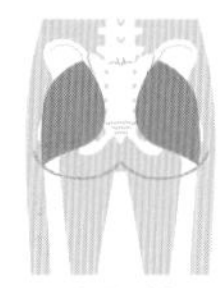
大臀筋

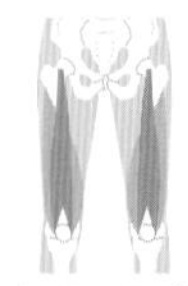
大腿四頭筋

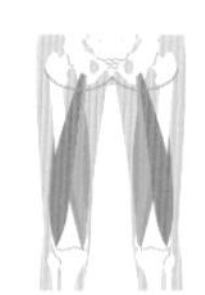
ハムストリングス

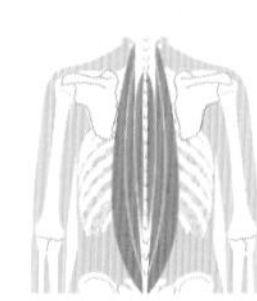
脊柱起立筋

2

息を吸いながら腰を落として1秒キープし元の姿勢に戻る

太ももと床が平行になるくらいまで腰を沈められたらベスト。元の姿勢に戻るときにお尻をキュッと締める。

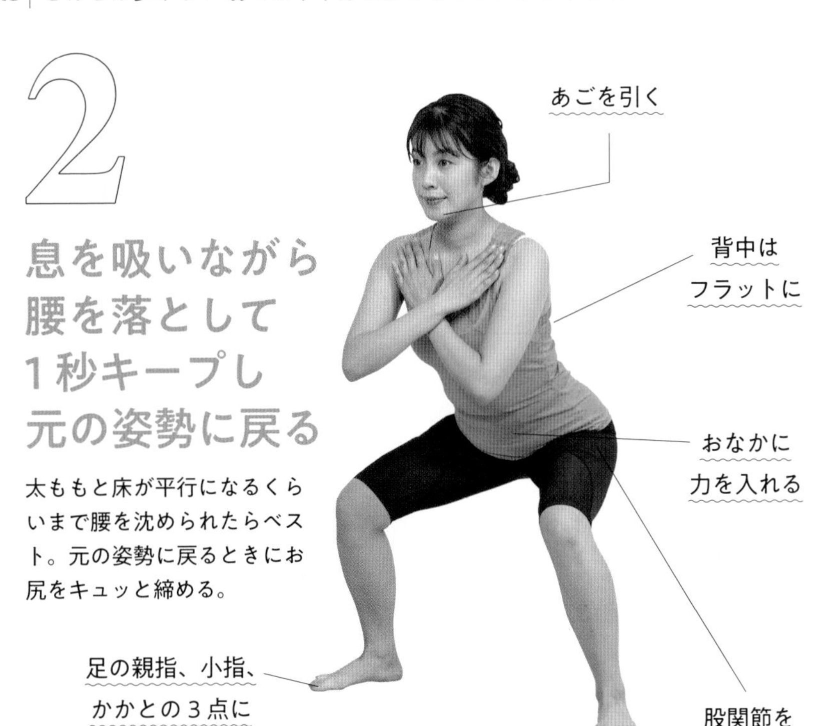

あごを引く
背中はフラットに
おなかに力を入れる
足の親指、小指、かかとの３点に重心を置く
股関節を折るように

10回×2セット

NG

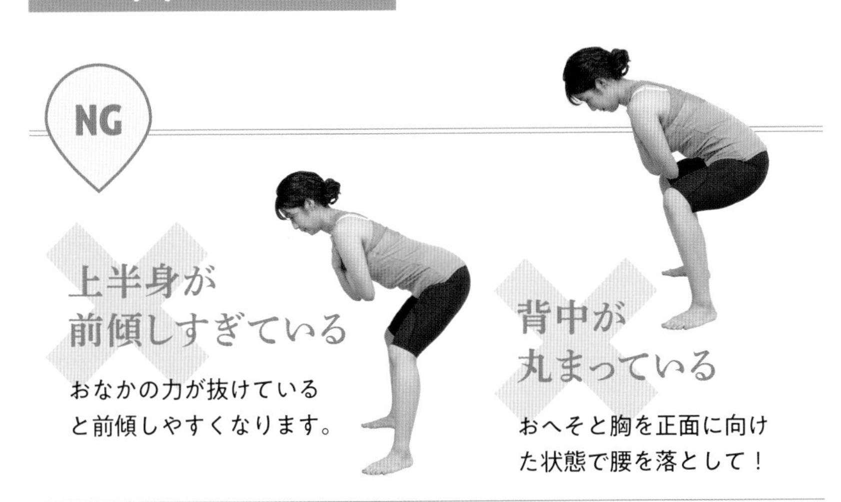

上半身が前傾しすぎている

おなかの力が抜けていると前傾しやすくなります。

背中が丸まっている

おへそと胸を正面に向けた状態で腰を落として！

シンプルな動作で
衰えがちな太ももを
効率よく鍛える！

Exercise 2

ランジ

「突く」「突進する」 などの意味を持つ 「ランジ」。 大きく一歩踏み出すという動作で、 大臀筋、 腸腰筋、 ハムストリングス、 大腿四頭といった太もも全体の筋肉をバランスよく鍛えます。 常に首、肩、 股関節が一直線になるようにし、 ひざを内側に倒さないように注意。鍛えると、落としたものを拾うときなどの日常の所作もラクに。

1 基本の姿勢で立ち手を胸の前でクロスさせ、右脚を大きく一歩踏み出す

首、肩、股関節を一直線にする

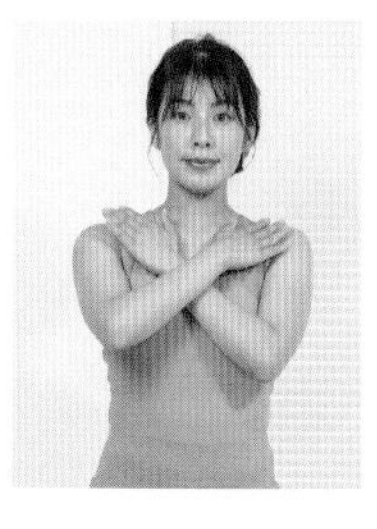

背筋を伸ばして手は胸の前でクロス

ココに効く！

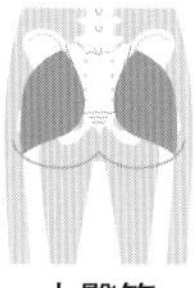

大臀筋

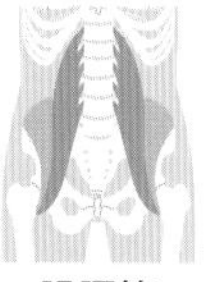

腸腰筋

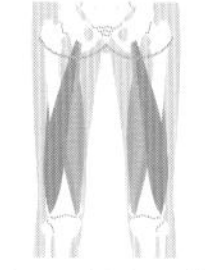

ハムストリングス

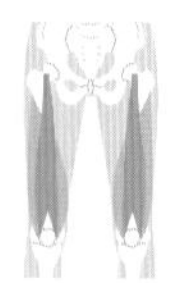

大腿四頭筋

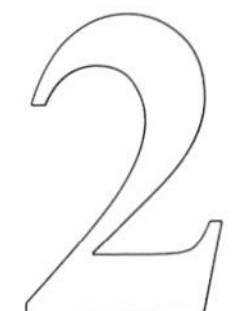

前後のひざをそれぞれ 90 度に曲げて腰を深く沈み込ませる

上体は１の姿勢を崩さず
まっすぐにキープ！
左右それぞれ
10回
2セット

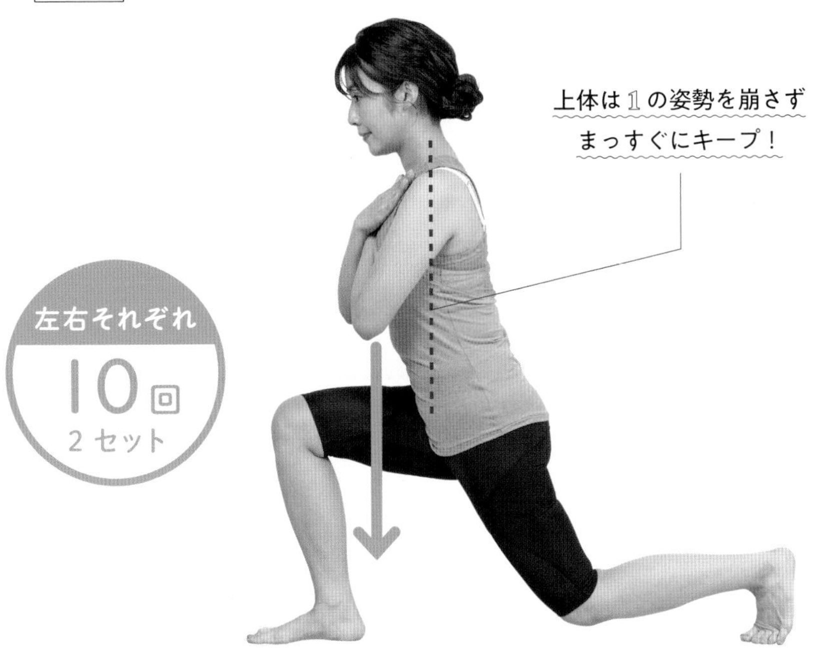

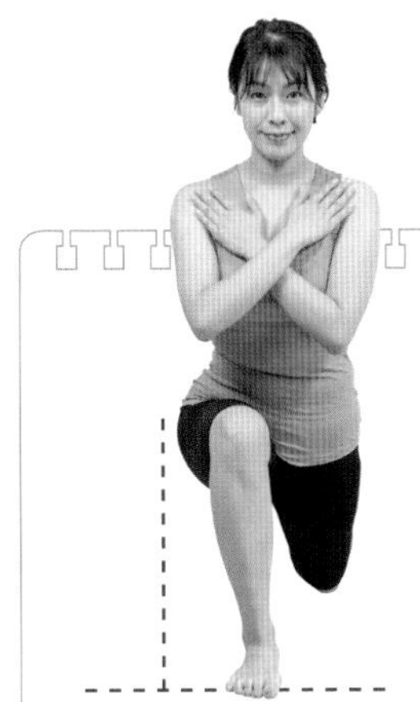

POINT

前に出した脚が床と垂直になるように

ひざまでのラインが床に対して垂直になるように。ひざが内側に入ったり、外側を向いたりしないように注意して！

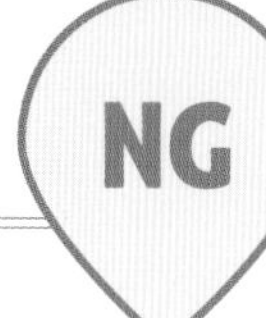

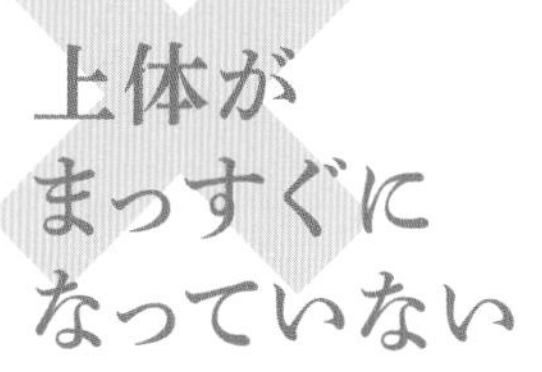

上体が まっすぐに なっていない

上体を前傾させすぎたり、背中を丸めたりすると、おなかの力が抜けて狙った筋肉を鍛えられません！

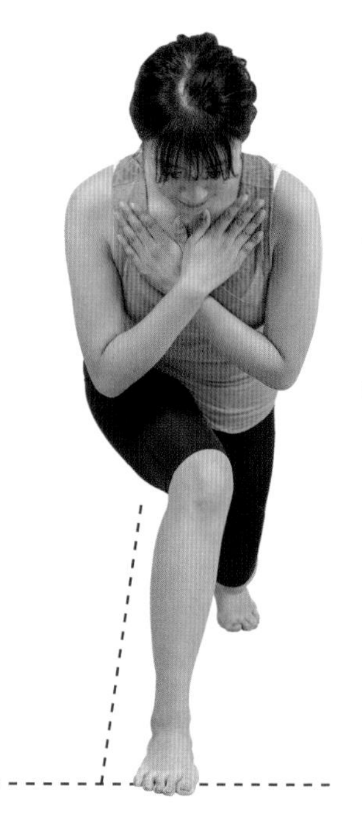

前に出した ひざが 内側に入る

ひざが内側に入ると関節を痛めやすくなるだけでなく、狙った筋肉を鍛えられません。上体だけでなく、前に出したほうの脚もまっすぐに保つように意識して。

できない人は〝ゆるランジ〟でもOK！

深く沈んだときにふらふらしてしまう人は、
イスを使って体を支える「ゆるランジ」から始めましょう！

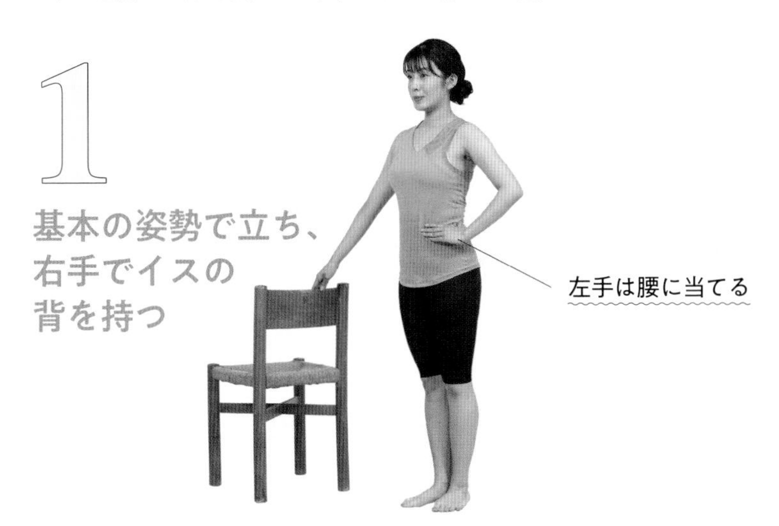

1 基本の姿勢で立ち、右手でイスの背を持つ

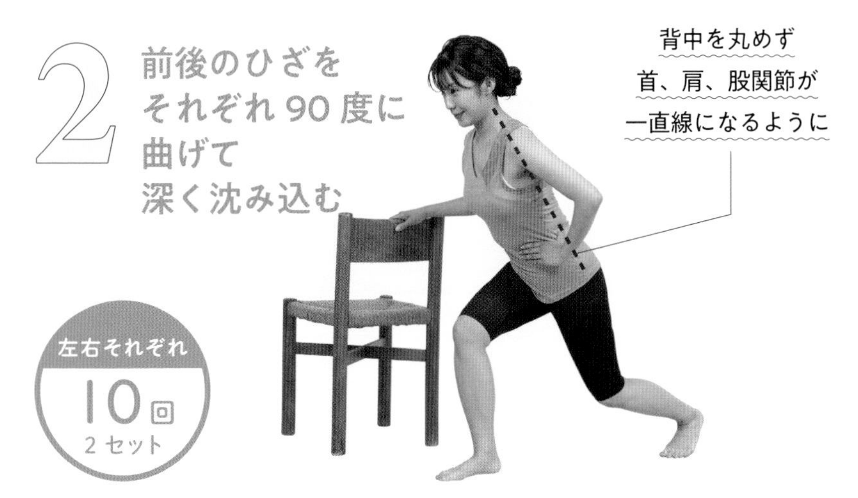

2 前後のひざをそれぞれ90度に曲げて深く沈み込む

左右それぞれ 10回 2セット

内転筋と大臀筋を
鍛えれば腰痛予防に。
美脚&美尻効果も!

Exercise
3

ヒップリフト

内転筋と大臀筋を効果的に鍛えるために、 ひざの間にボールやクッションなどをはさんで行いましょう。 腰痛やひざ痛の予防・改善のほか、 美脚とヒップアップも叶えます。 同時に骨盤底筋を鍛えることもでき、 50 歳代から増えてくる尿もれの予防・改善も！ 1つの動きでさまざまな効果が得られる、 おトクなトレーニングです。

1 あお向けで両ひざを立て ひざの間にボールなどをはさむ

ボールがなければ
クッションなどでも OK

ひざは腰幅に開く
（＊ 63 ページ POINT 参照）

ココに効く！

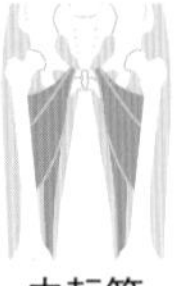
内転筋

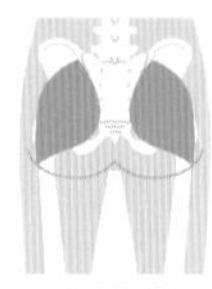
大臀筋

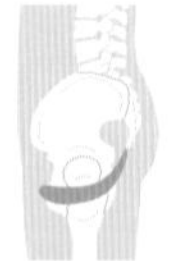
骨盤底筋

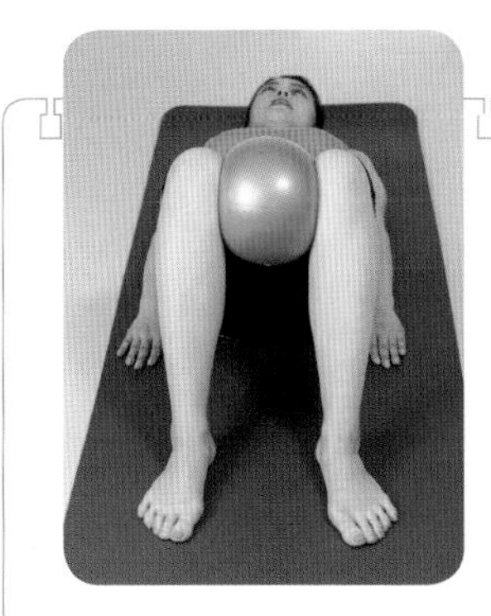

POINT

ひざは腰幅に開く

ひざを開きすぎると内転筋に効きません。ひざから下はまっすぐに。ひざが内側に入ったり、外側を向いたりしないように注意！

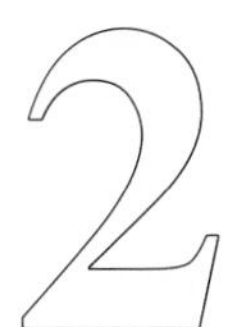

2 かかとで床を押すようにしてお尻を持ち上げ、３秒キープして元の姿勢に戻る

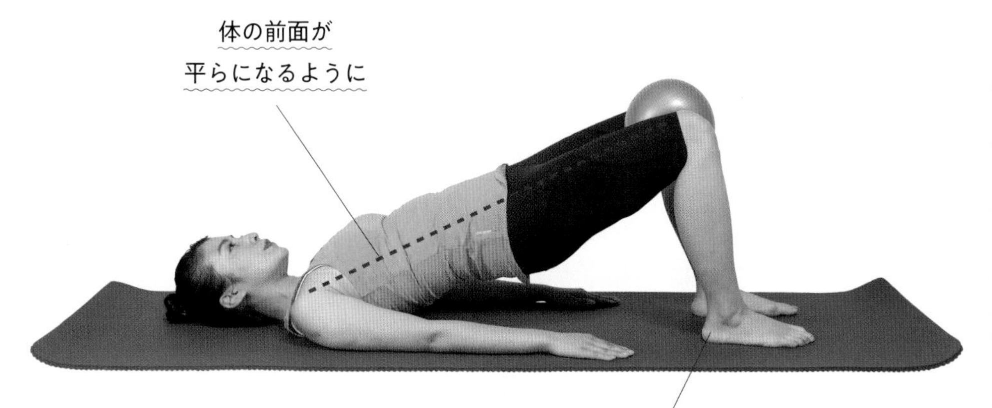

10回
2セット

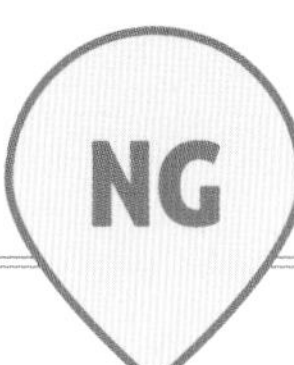

腰が反っている

腰が反ってしまうと狙った筋肉に効かないばかりか、腰痛の原因にも。お尻を持ち上げるとき、無意識のうちに肩から腕に力が入ってしまう人が多いのですが、そうすると腰が反りやすくなります。体全体をフラットにすることも意識して行いましょう。

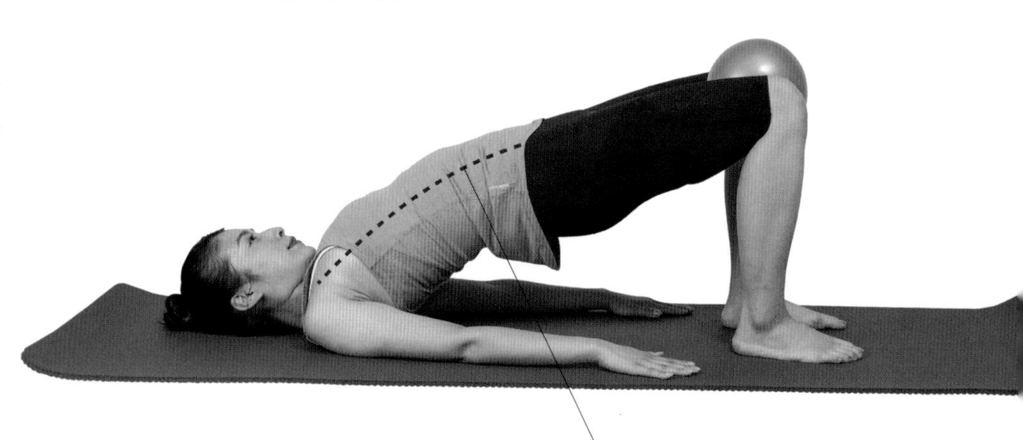

肩から腕に力が入ると
腰が反りやすくなる。
手は体の横に添える程度で OK

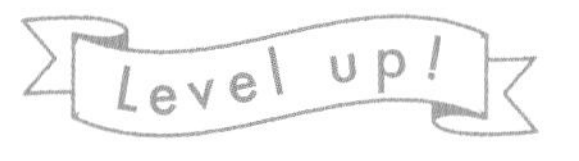

もっとできる人は

〝アーム&ヒップリフト〟にトライ!

床に置いていた手を真上に上げて行うとさらに効果UP！
腹横筋（ふくおうきん）、腹斜筋（ふくしゃきん）、腹直筋（ふくちょくきん）などおなかまわりの筋肉も鍛えます。

1 ヒップリフトの1の姿勢で両手を真上に上げる

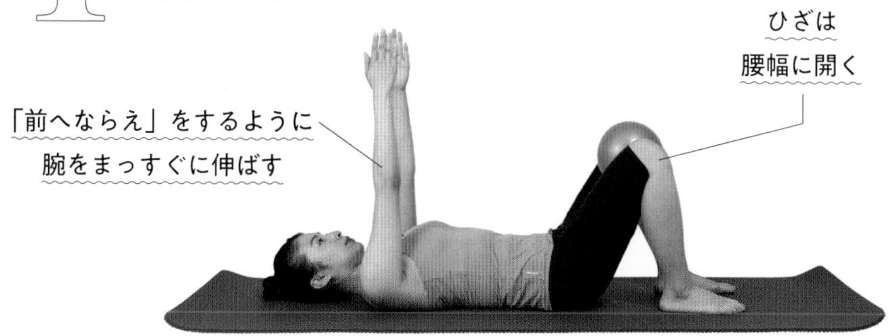

2 腕を保ったままお尻を持ち上げ3秒キープして元の姿勢に戻る

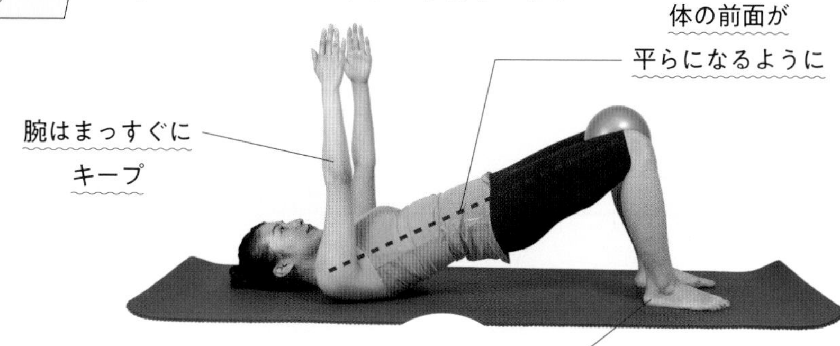

太ももの後ろ側を
ゆるめれば骨盤の位置が
戻って腰痛予防にも!

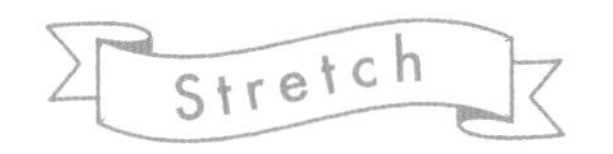

ハムストリングスストレッチ

太ももの後ろ側にあるハムストリングスが硬くなると、骨盤が後傾し、腰痛の原因になります。骨盤が正しい位置になるように、イスに座ってできるストレッチでハムストリングスを柔らかくしましょう。また、大きな筋肉であるハムストリングスをストレッチすることで、全身の血液循環が改善されるメリットも。

1 イスに座って片脚を前に出す

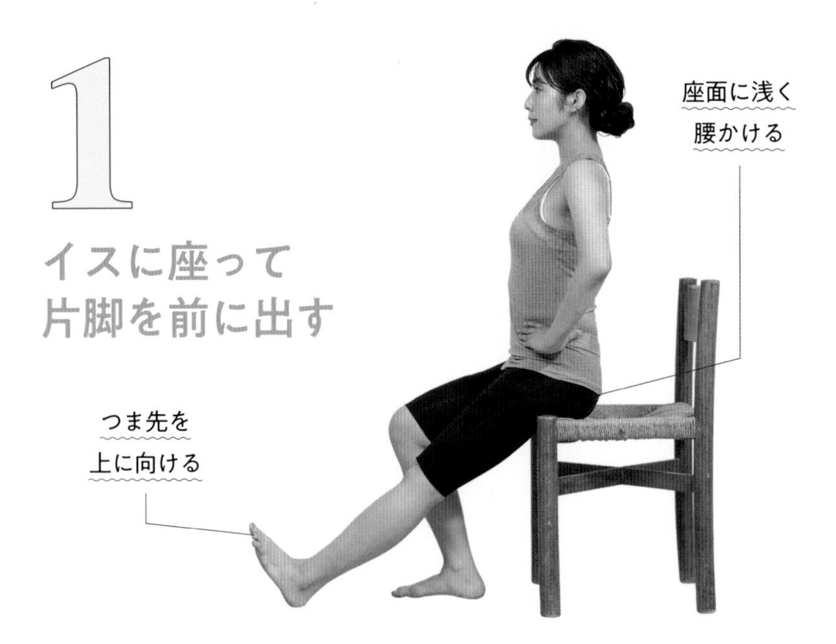

ココに効く!

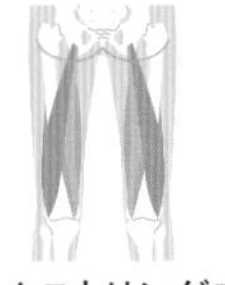
ハムストリングス

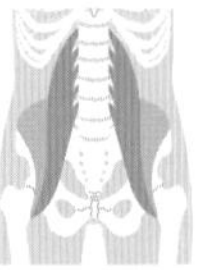
腸腰筋

股関節から
折るような
イメージで！
太ももの後ろ側が伸びた状態を維持して。
痛みのない範囲で OK ！

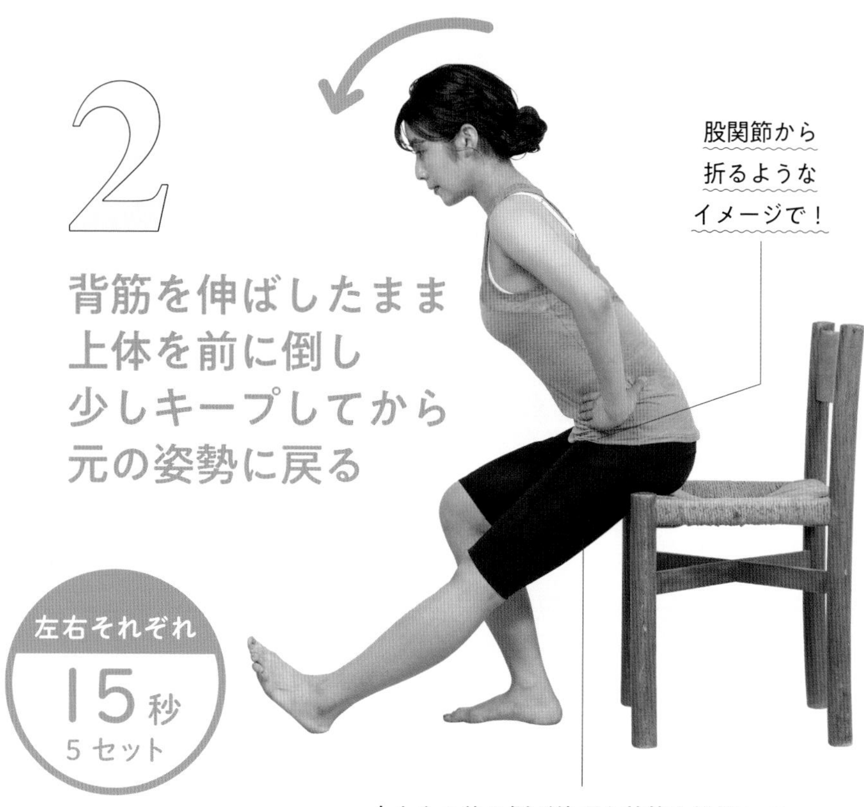

2

背筋を伸ばしたまま上体を前に倒し少しキープしてから元の姿勢に戻る

左右それぞれ
15秒
5セット

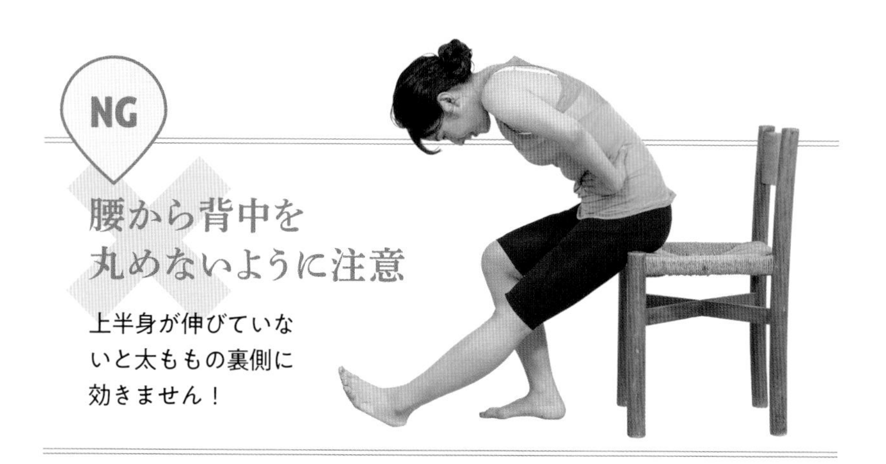

NG

腰から背中を丸めないように注意

上半身が伸びていないと太ももの裏側に効きません！

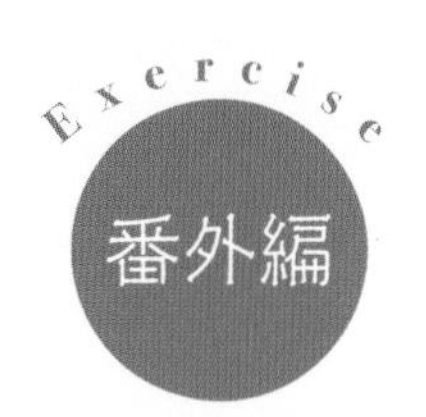

3つの
エクササイズに
コレもプラス！

タオルギャザー

足裏を鍛えるエクササイズは、 血流促進や血栓予防、
むくみ改善のほか、 シニア期の転倒予防にも効果あり。
座ったままでもできるので、 テレビ時間の習慣にも！

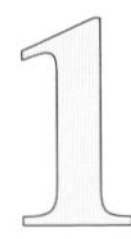

スタンバイ

タオルを床に敷き、 片方の足で踏む

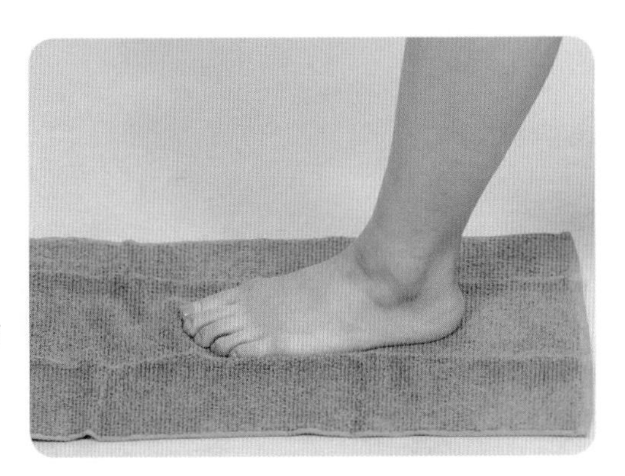

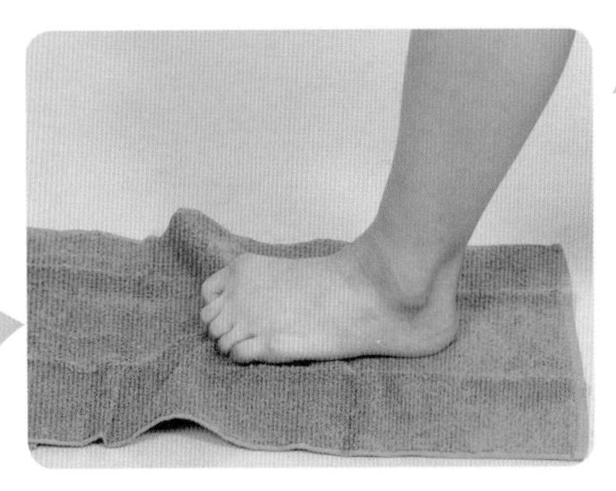

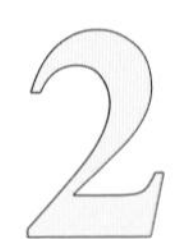

つかんで…

足指全体でタオルをつかんで、 かき寄せる

足裏の筋肉を鍛えるには、 足指を使うしかありません。それに最適なのが「タオルギャザー」 というエクササイズ。 長距離ランナーのトレーニングとしても定番です。 基本のタオルギャザーは、 ただタオルを足指でかき寄せるだけですが、 ここでは足裏にある細かい筋肉にもっと効かせるために、 ４つのステップで行います。 慣れないうちはつまむだけでも OK！

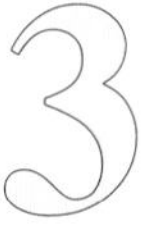

つまみ上げて…

足指でつかんだタオルを
つまむように持ち上げる

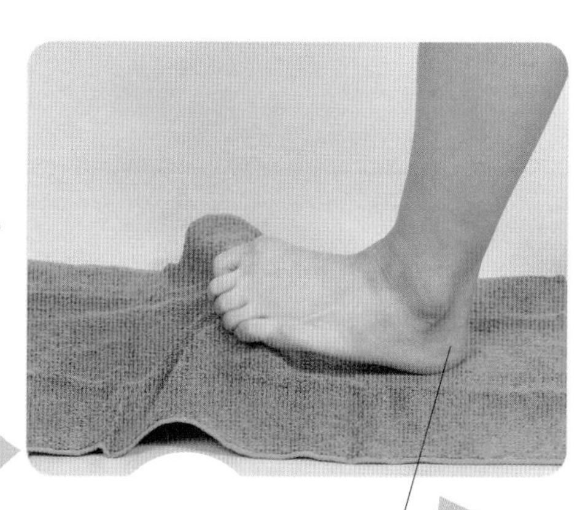

かかとは床につけておく

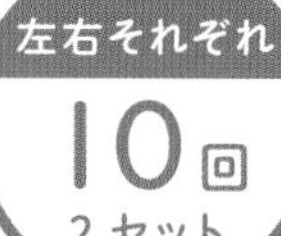

左右それぞれ
10回
2セット

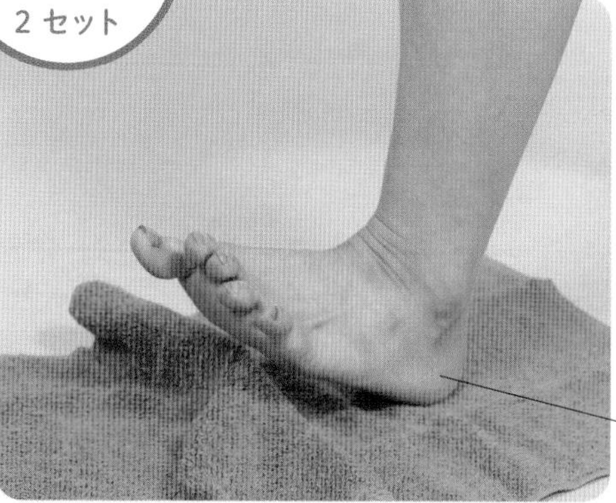

4 離す！

足指をパーに開いて
タオルを離す

このときもかかとは
床につけたまま

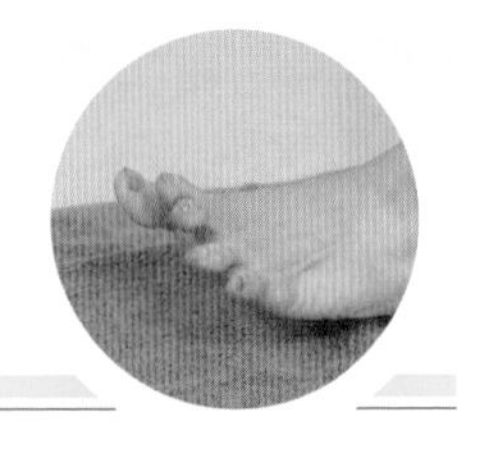

Column

タオルギャザーができない人は「足指回し」から！

足指が開かなくてタオルギャザーがうまくいかないという人は、まず足指をほぐしましょう。 毎日続けると開くようになります。

1 イスに座って片方の足指と手指を交互に組む

もう片方の手で足首を持つと安定する

2 大きな円を描くように足首を外側に回す

3 内側（反対方向）にも同様に回す

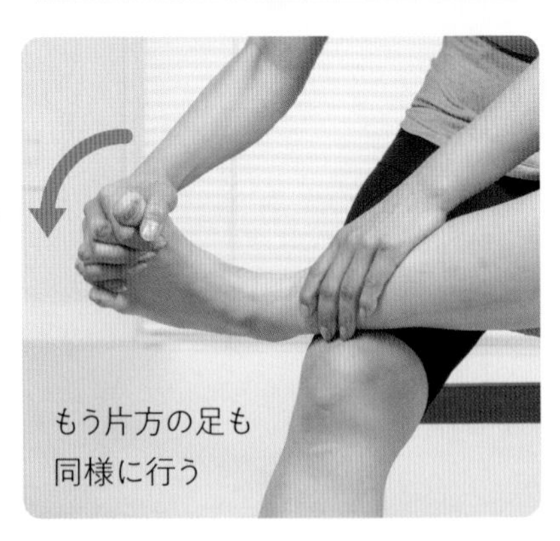

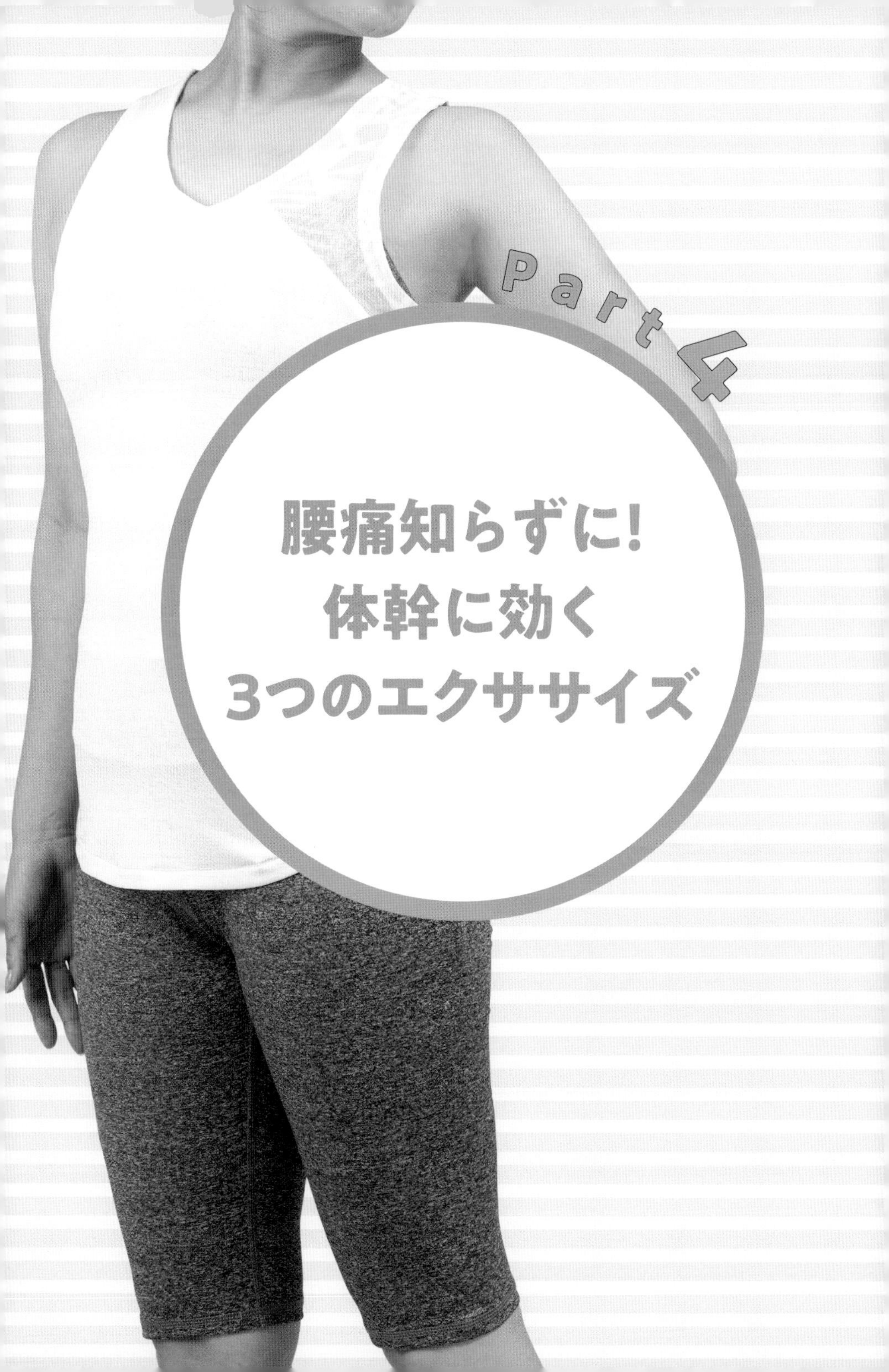
Part 4
腰痛知らずに!
体幹に効く
3つのエクササイズ

Part 4

腰の筋肉を鍛えれば、全身若見え！ 痛み知らず

一生のうちに、腰痛に悩まされる人は80％以上にものぼり、日本における経済損失は年間で約3兆円以上という試算もあります。日本でも腰痛は男性で1番目、女性でも2番目に訴えの多い症状となっています（＊）。

そもそも、なぜ腰痛が発生するのでしょうか。

人間の背骨はゆるいS字を描いていて、体重の10％ほどもある頭部の重さや、動いたときの衝撃をうまく全身に分散させています。しかし、加齢や運動不足によって腰の筋肉が衰えると、背骨のS字カーブが失われ、姿勢が悪くなり、腰の一部に負担がかかり続けることで骨や椎間板が変形し、慢性的な痛みが生じるのです。

この章では、腰痛の予防・改善のために、エビデンスにもとづく最も効果が高い3つのエクササイズで腰の筋肉を鍛えます。おもに狙うのは、腹横筋（ふくおうきん）、多裂筋（たれつきん）、腹斜筋（ふくしゃきん）、腹直筋（ふくちょくきん）

＊平成28年 国民生活基礎調査の概況（厚生労働省）による

など、コルセットのように腰をぐるりと取り囲んでいるおなかまわりの筋肉です。

エクササイズによって胴体部分が安定するので、姿勢が改善し、見た目が若々しく、日常の動作もラクになります。

狙う筋肉はココ！

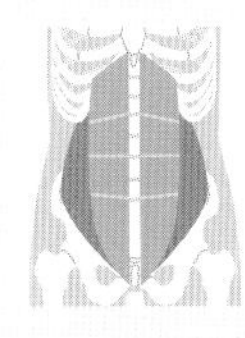

腹横筋

内腹斜筋の深部にあるインナーマッスルの１つで、コルセットのように内臓を覆って安定させている。体幹の安定、姿勢の維持を担う

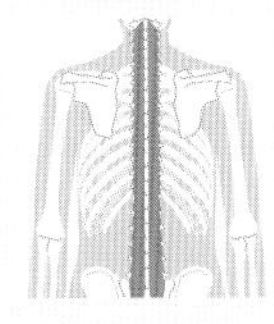

多裂筋

背骨に沿ってついているインナーマッスルで姿勢の維持や、積み木のように連なっている脊椎の安定などの重要な役割を担っている

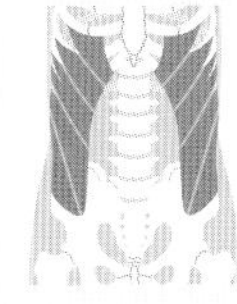

外腹斜筋

おなかの両脇、いわゆる「わき腹」にある筋肉。前に屈む、左右にひねるなど、上半身の動きを支える。ウエストのくびれをつくるカギ

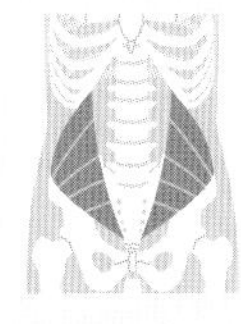

内腹斜筋

外腹斜筋の深部にある筋肉で、働きや役割も外腹斜筋とほぼ同じ。外腹斜筋・内腹斜筋を合わせて「腹斜筋」という

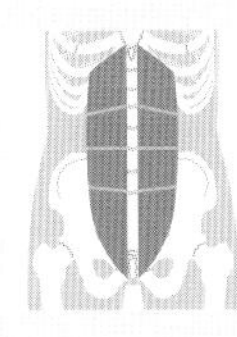

腹直筋

おなかの前面にある筋肉で、一般的に「腹筋」としてイメージされる部位。体幹の動きのほか、内臓の安定や排便を促すなどの働きもある

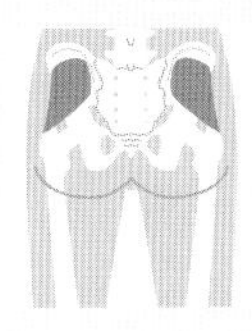

中臀筋

お尻の「大臀筋」の奥にある筋肉。片脚で立ったときに体を安定させる働きがあり、歩行時や靴下を履くときなどに重要な役割を果たす

Let's training!

腰まわりの強化も3つのエクササイズでＯＫ！

腰のインナーマッスルは、おなかまわりの動きと連動。続ければ、若い頃のようなくびれも復活してきます！

Exercise 1

プランク

腹部にある帯状の「腹横筋」、みぞおちから恥骨にかけて走る「腹直筋」がターゲット。これら胴体部分の筋肉を意識しながら行いましょう。お尻にある「中臀筋」も鍛えられます。

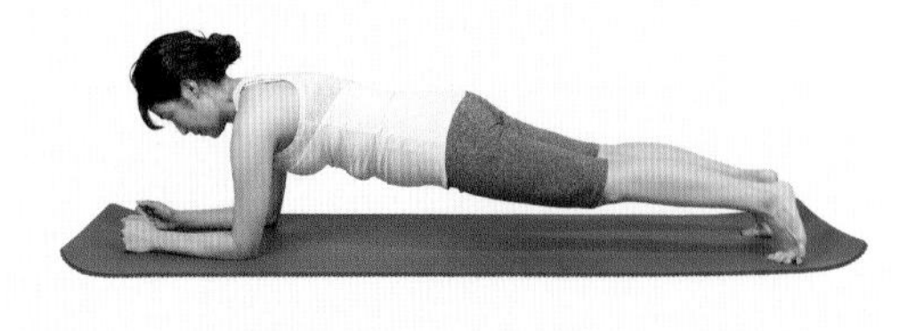

病院に行くほどではなくても
腰痛を抱えていると確実にQOLが低下。
痛みを防ぎ、治し、
若々しい姿勢を取り戻す３種目です！

Exercise 2

クロスエクステンション

四つん這いの姿勢から手脚を伸ばす動作で、背中と腰のインナーマッスルを複合的に鍛えます。これひとつで、体幹を支える重要なインナーマッスルを一挙に鍛えることができる〝おトク〟なエクササイズです。

Exercise 3

デッドバグ

腰まわりの筋肉でもっとも深くに位置する「腹横筋」がターゲット。息を吐くときに使う、内臓を安定させる、腹圧を高めて排便を促す、背骨のS字カーブを維持するなど、日々の健康維持に超重要な筋肉です。

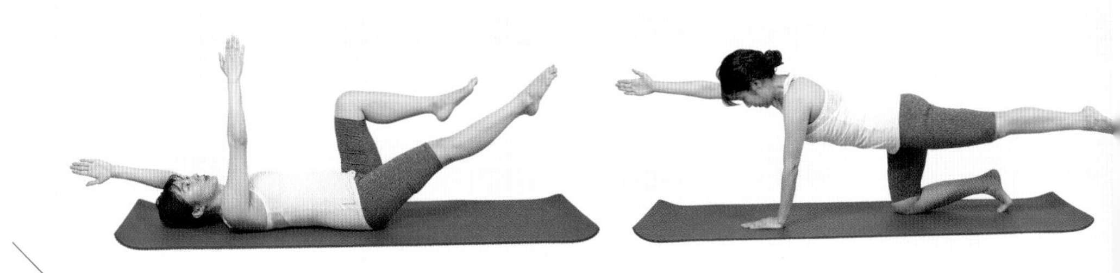

板のように体を
フラットにして
腰まわりを鍛える

Exercise 1

プランク

プランクとは「厚い板」という意味です。名前のとおり胴体を板のように一直線にキープするトレーニング。動きはなくても、ポーズの最中はターゲットとなる筋肉に効いています。おなかがゆるむと姿勢が崩れるので、おなかを凹ませるように意識しながら行うと、うまくできます。呼吸を止めないように注意してください。

1 うつ伏せになり、前腕とひじを支えに上半身を起こす

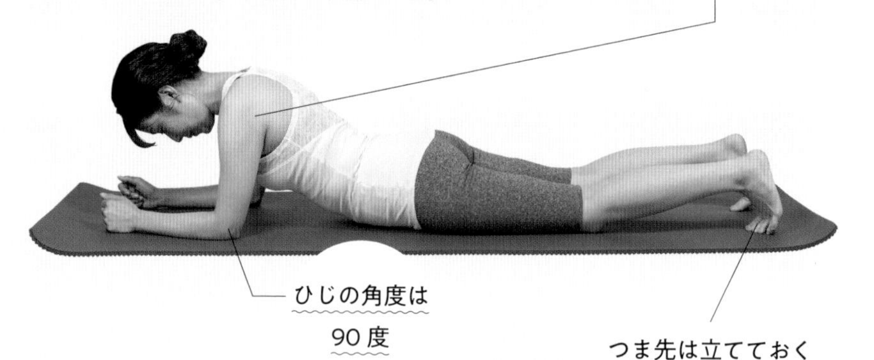

ココに効く！

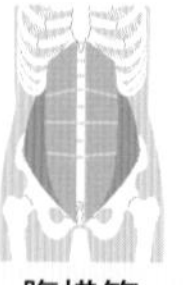

腹横筋

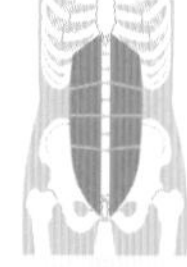

腹直筋

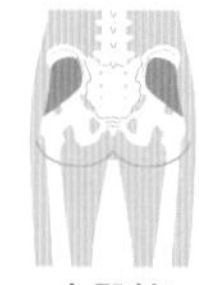

中臀筋

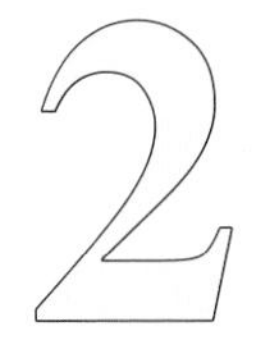

ひざを床から離して背中をフラットにする

耳と肩を
遠くに離すイメージで
目線は
真下に向ける
この姿勢を
30秒
2セット
おなかを
凹ませる

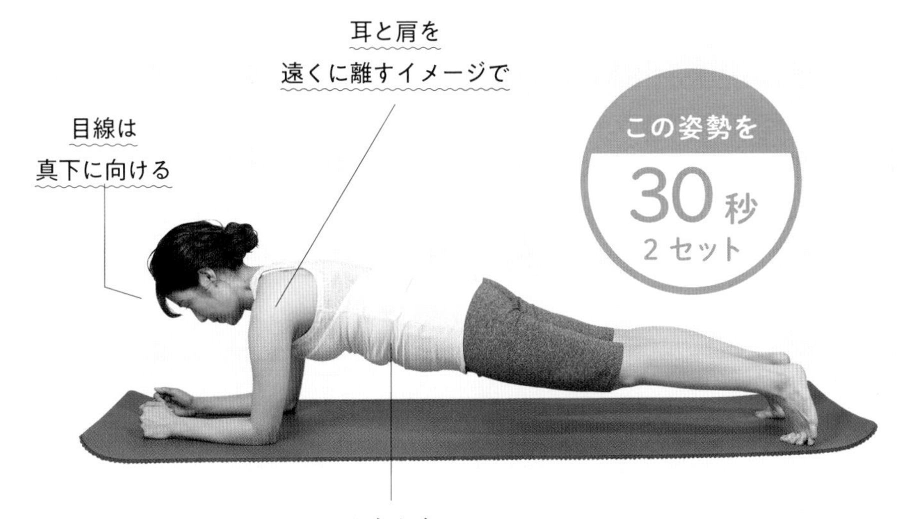

NG

お尻が上がっている

この姿勢だとおなかに力が入らず、狙った筋肉を鍛えられません！

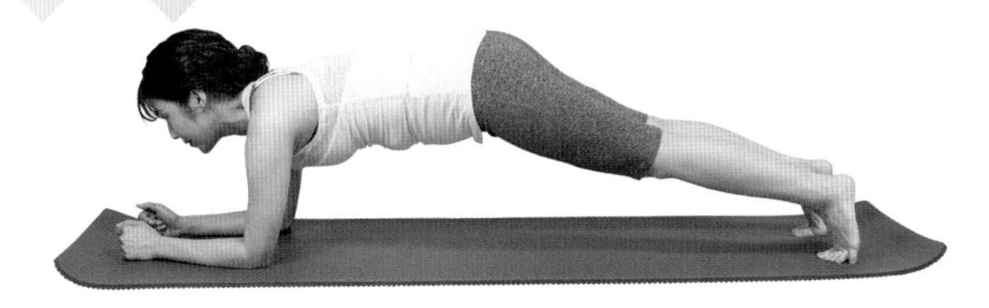

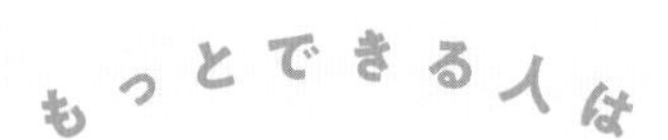

サイドプランク

プランクに慣れたら、「サイドプランク」に挑戦。
腹斜筋と中臀筋が鍛えられ、おなかとお尻が引き締まります。

1 横向きに寝て、片方の前腕とひじを支えに上半身を起こす

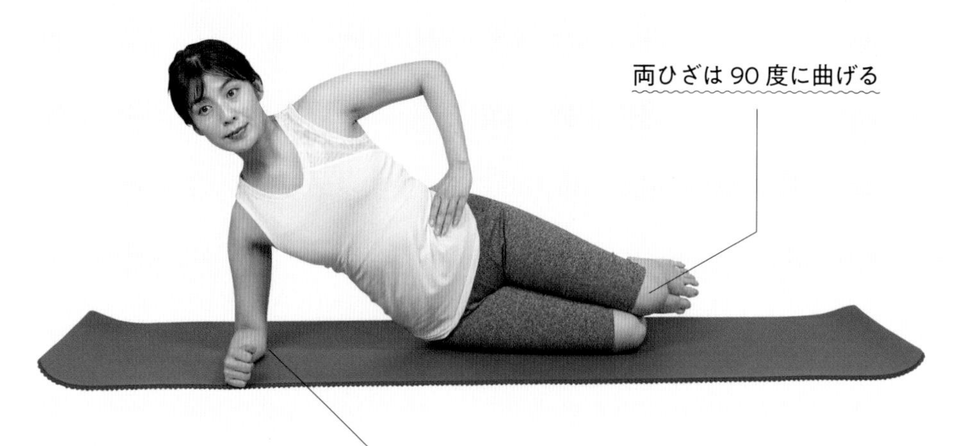

両ひざは90度に曲げる

ひじが肩の真下にくるように

ココに効く！

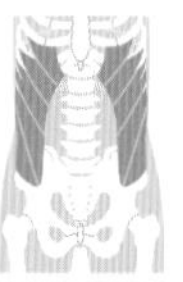
外腹斜筋

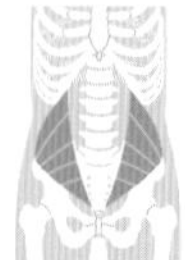
内腹斜筋

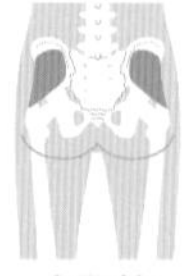
中臀筋

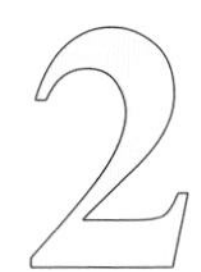

腰を床から離し、顔・おへそ・股間が一直線になるようにする

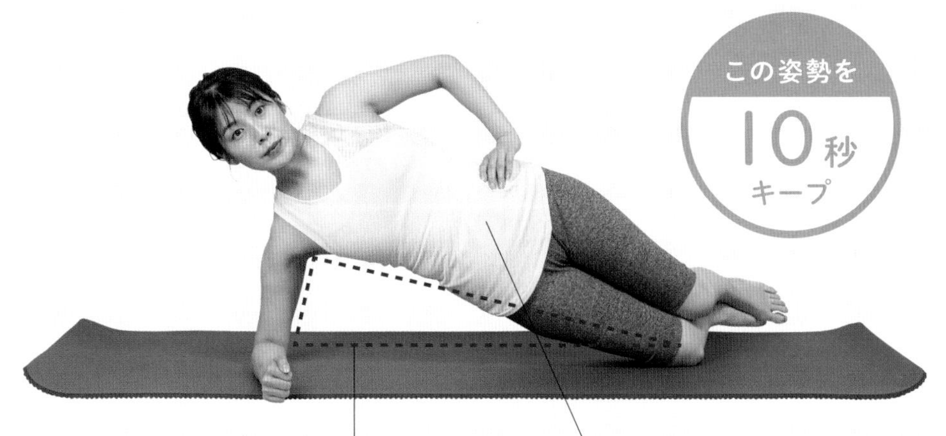

わきの下、ひじ、ひざで三角形をつくるイメージ

おなかを凹ませる

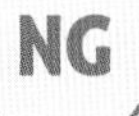

首が曲がる

支える側の肩をすくめずに、肩と耳を離すようにしましょう。

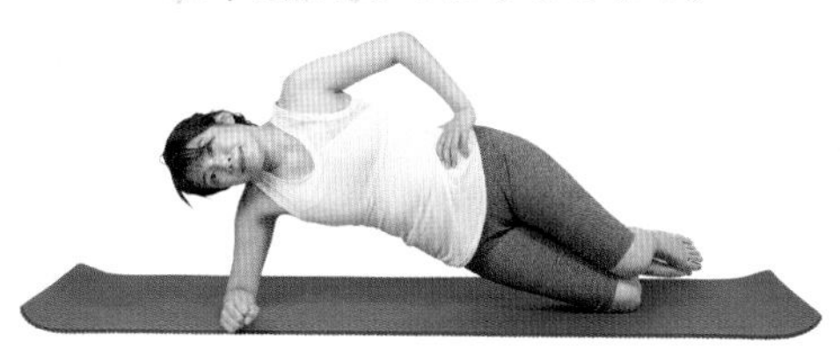

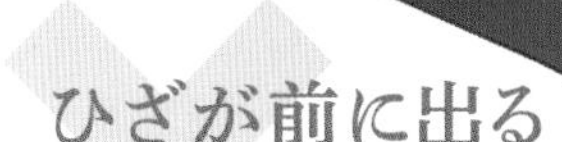

ひざが前に出る

上半身から下半身までをまっすぐにしないと狙った筋肉に効きません！

これだけで腰周辺のインナーマッスルを一挙に鍛える

Exercise 2

クロスエクステンション

背中と腰のインナーマッスルを複合的に鍛えるエクササイズ。腰を支える筋肉群のリーダー的存在である多裂筋や腹横筋は、いわば「天然のコルセット」。これらの筋肉を強化して、腰痛知らずの体と、ピンと背筋が伸びた若々しい姿勢を取り戻しましょう。腕を前に伸ばすとき、親指を上に向けると肩がスムーズに上がります。

1 四つん這いになる

頭、背中、
お尻を一直線に
手首は
肩の真下に
ひざは
股関節の真下に
つま先は
立てる

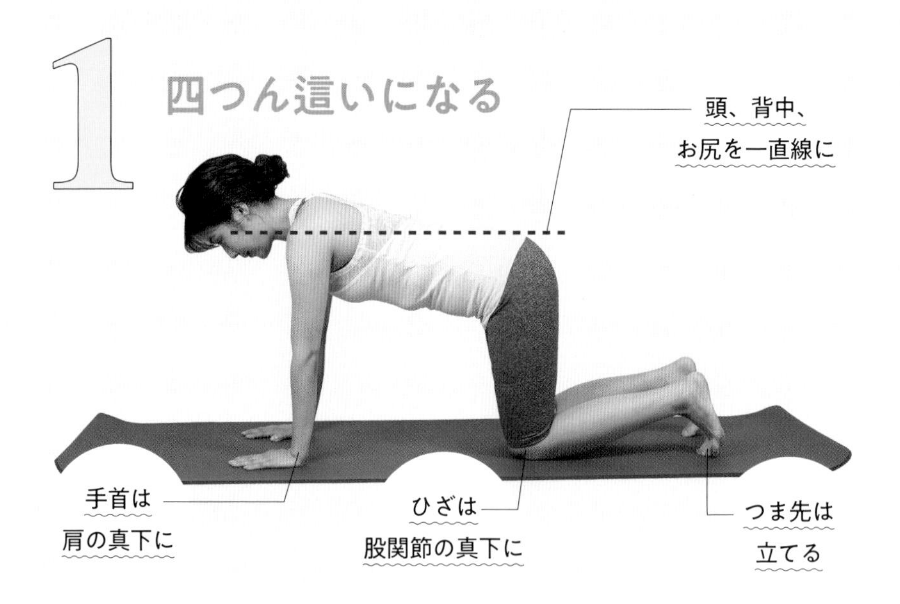

ココに効く！

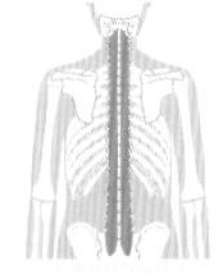
多裂筋

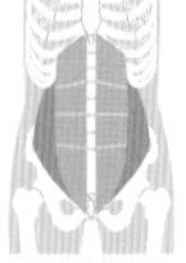
腹横筋

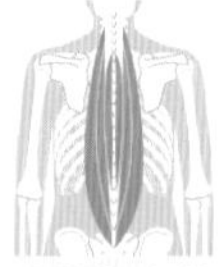
脊柱起立筋

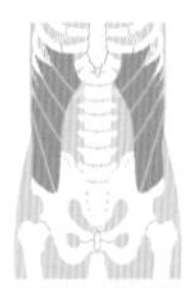

外腹斜筋

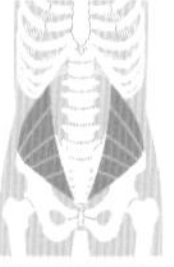
内腹斜筋

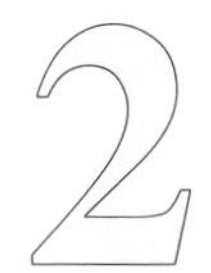

片方の腕を前に、反対側の脚を後ろに伸ばす

左右それぞれ
10回
2セット

親指を
上に向ける
足先まで
しっかり伸ばす
おなかで支えて
バランスを保つ

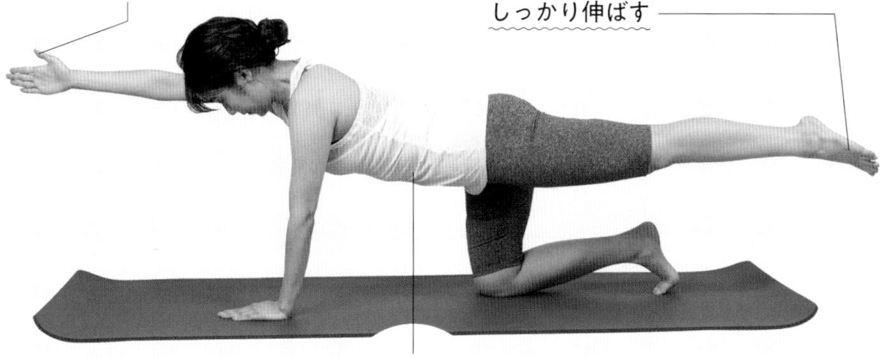

NG

手脚を上げすぎないように注意！

手脚を上げすぎると狙った筋肉に効きません！

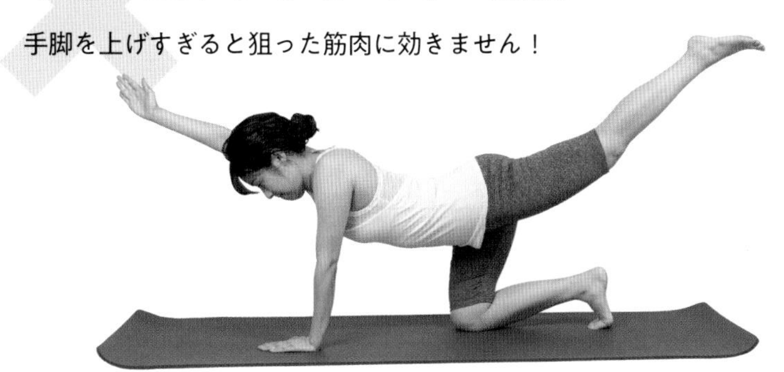

やってみると
意外とハード！
腰痛改善の特効薬

Exercise 3

デッドバグ

デッドバグとは「死んだ虫」という意味。確かにエクササイズの動きは名前と似ていますね。肩と背中、腰をしっかりと床に押しつけた状態で行うと、かなりおなかに効いてくるはず。体幹を安定させて、腰痛の予防・改善の効果があるほか、おなかの筋肉をうまく使えるようになるので、女性に多い「反り腰」も矯正されます。

1 あお向けになって手脚を上げ ひざの角度を90度に曲げる

腕は
まっすぐ
股関節も
90度に
背中と腰が
浮かないように
床に押しつける

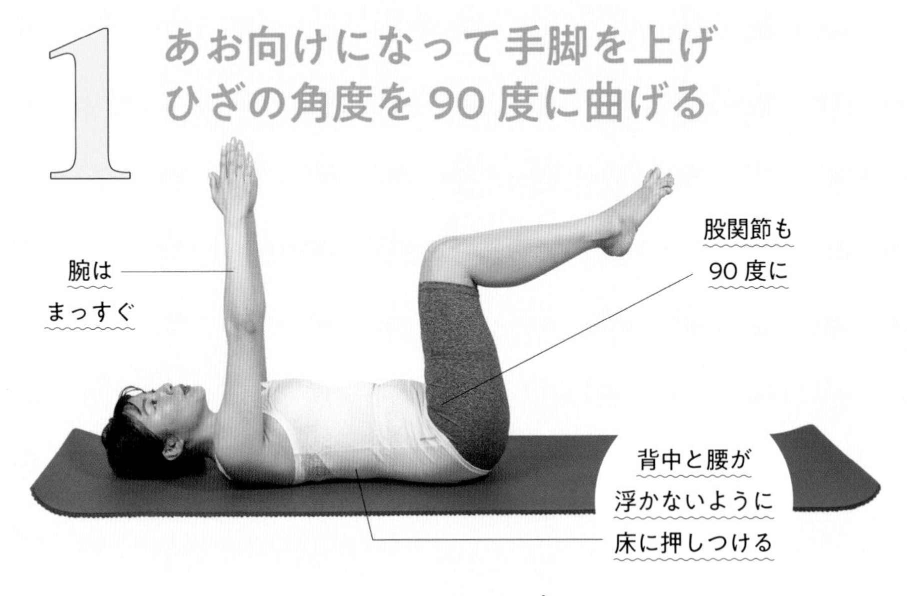

ココに効く！

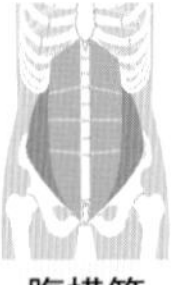

腹横筋

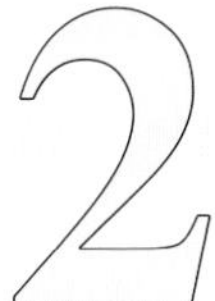

片方の腕を頭上へ伸ばし 反対側の脚を斜め45度に伸ばす

手を遠くに
伸ばす
おなかを
凹ませる
足を遠くに
伸ばす

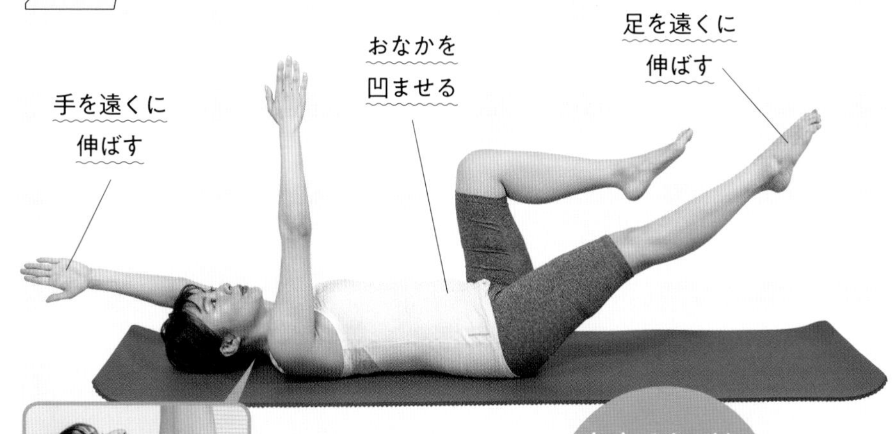

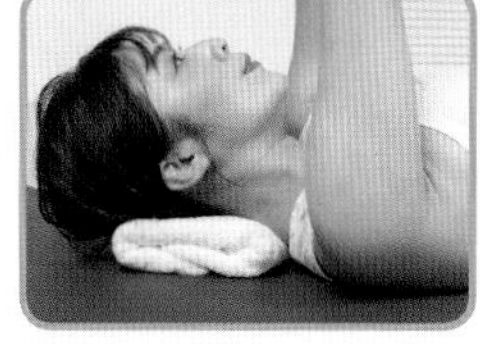

首の下にタオルを入れるとリラックスし、体も安定します

左右それぞれ
10回
2セット

NG

あごが上がらないように注意

あごが上がると腰が浮いて、腹横筋を鍛えられません。

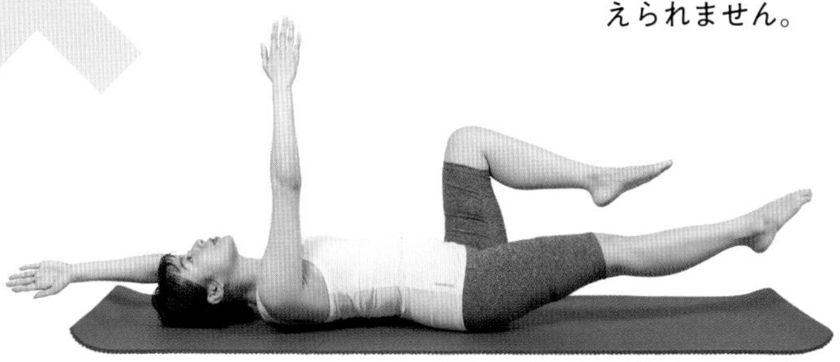

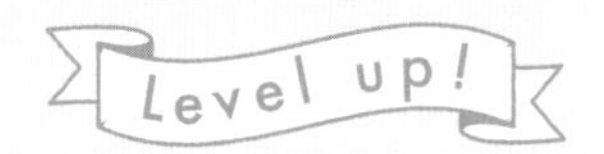

トランクローテーション

あお向けでひざを曲げ、 腰を左右にひねるエクササイズ。
肩と背中、 腰をしっかり床に押しつけた状態で行います。

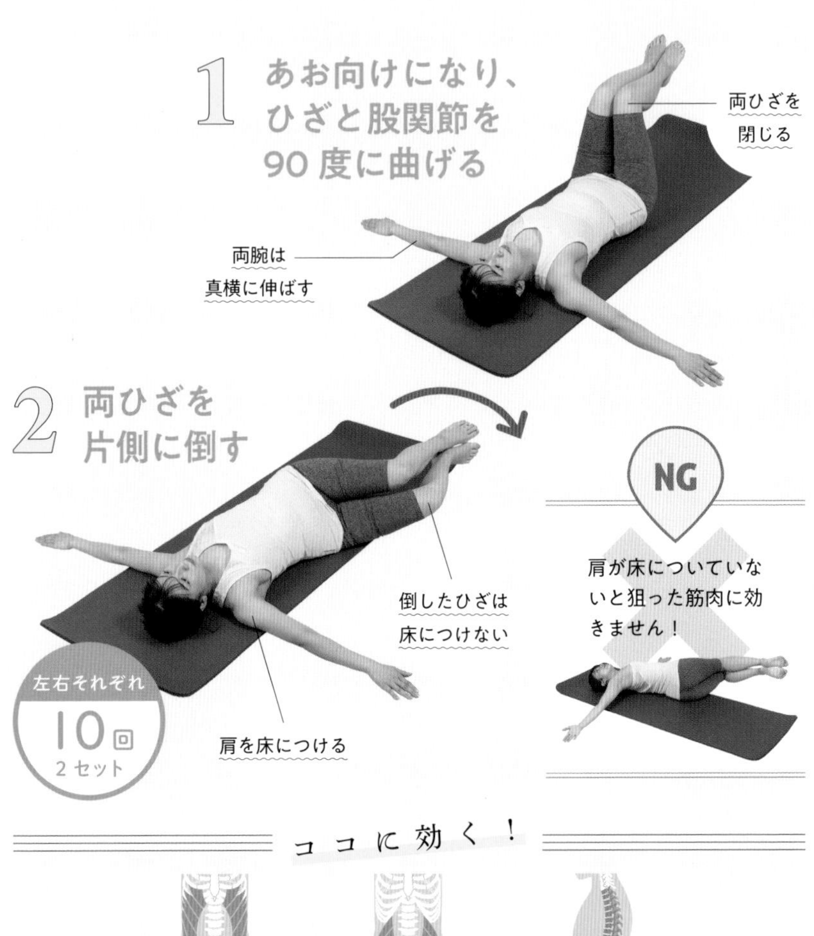

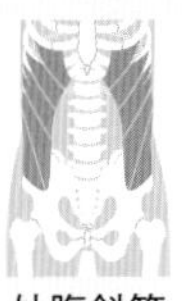
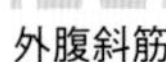
外腹斜筋

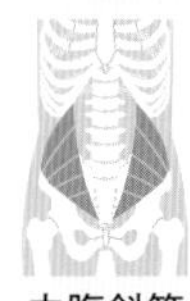
内腹斜筋

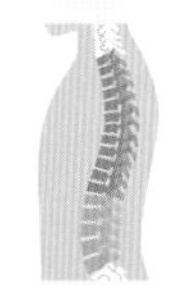
胸椎・腰椎の回旋

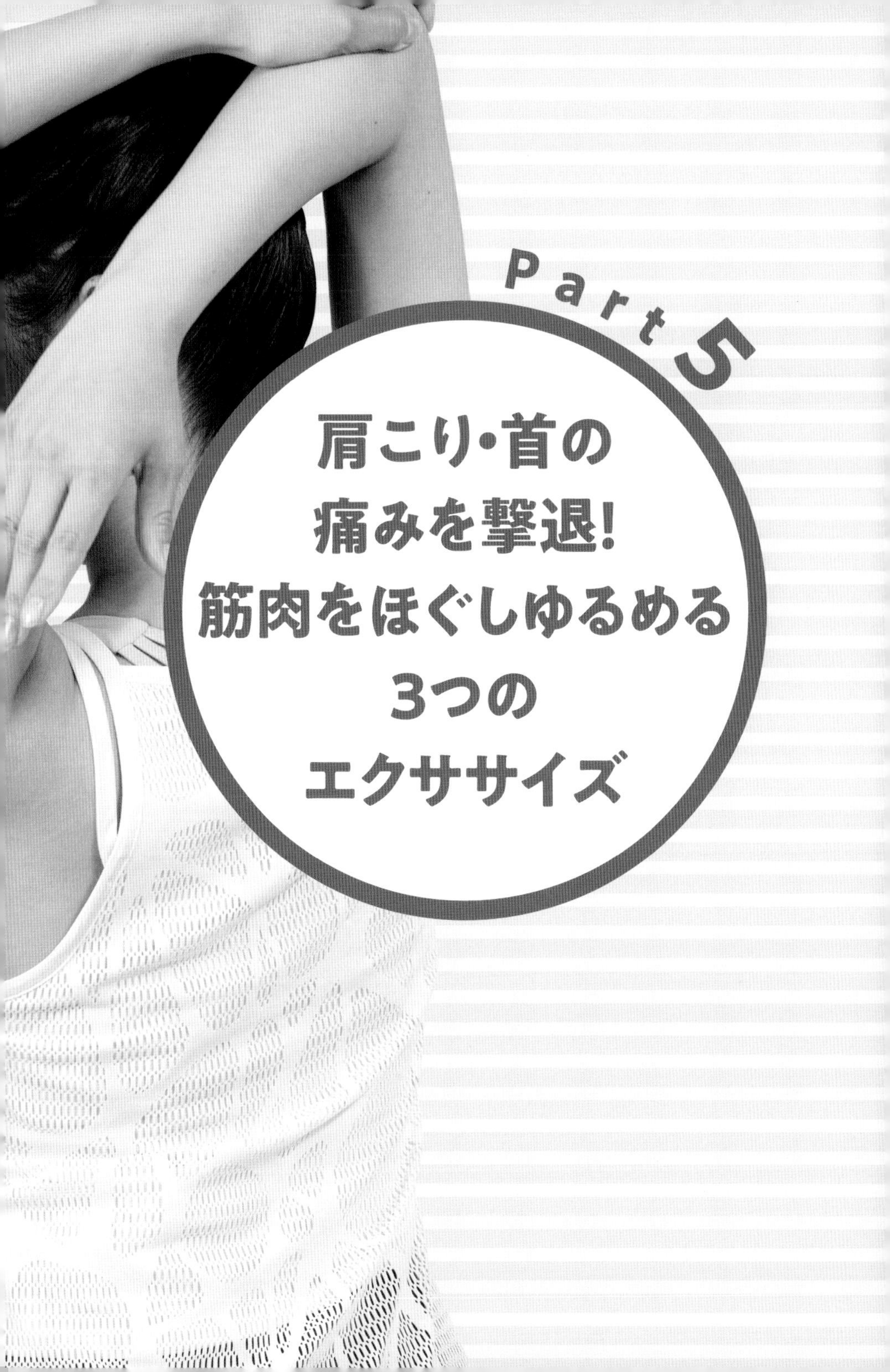

Part 5

肩こり・首の痛みを撃退!筋肉をほぐしゆるめる3つのエクササイズ

Part 5

リモートワーカー必見！本当に効く肩こりエクササイズ

腰痛と並ぶ国民病が「肩こり」です。72ページで紹介したデータ（＊）でも、実は男性の2位と女性の1位は肩こりとなっていました。

現代の日本では、デスクワークやスマホの操作などによる前かがみの姿勢でいる時間が圧倒的に長くなっています。その結果、肩まわりの筋肉や骨の動きが悪くなり、肩こりを引き起こしているのです。

「肩こりに効くというエクササイズやストレッチをいろいろやってみたけれど、あまり効果がなかった」という人も多いのではないでしょうか。実は、肩こりは、肩だけをケアしてもダメ。背中も首も同時に鍛えることで改善していきます。

この章で紹介する3つのエクササイズは、菱形筋（りょうけいきん）、僧帽筋（そうぼうきん）、広背筋（こうはいきん）といった背中をカバーし、肩甲骨を動かしたり腕を上げ下げしたりする筋肉や、首を支える頸椎深層屈筋群（けいついしんそうくっきんぐん）な

＊平成28年 国民生活基礎調査の概況（厚生労働省）による

どを一挙に鍛えるものです。肩まわりの動きをスムーズにする目的で、整形外科のリハビリでも行っています。

狙う筋肉はココ！

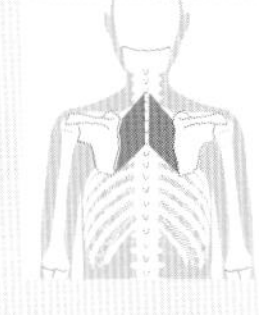

菱形筋

背骨と肩甲骨についているインナーマッスルで、表層にある僧帽筋や広背筋をサポート。肩甲骨の動きを支えている

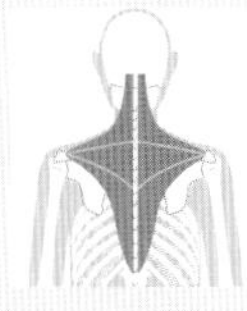

僧帽筋

背中で最も表層にある筋肉で、背骨と肩の関節をつなぎ肩甲骨の動きを支えている。僧帽筋や菱形筋の硬さが肩こりの原因になる

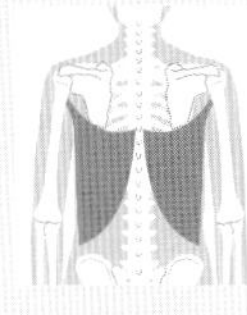

広背筋

背中の下部から腰へ向かって広がっている大きな筋肉。先端は上腕の骨につながっていて、肩や腕の動きを支えている

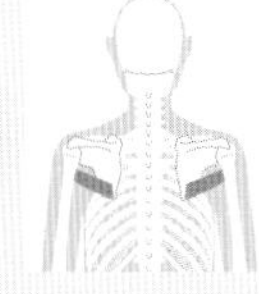

大円筋

肩甲骨についている筋肉で、広背筋とともに肩関節の動きをサポート。小さいながらも、とくに腕を引く動作で重要な役割を担っている

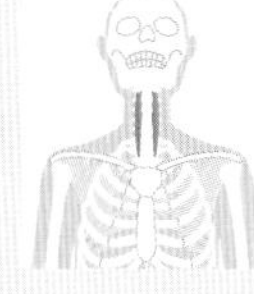

頸長筋

首を支える頸椎深層屈筋群のうちの１つで、頸椎に沿うように首の前面に存在する筋肉。ここが硬くなると首や肩のこりにも影響する

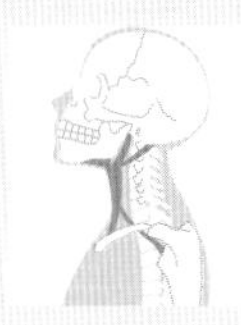

舌骨上•下筋群

首を支える頸椎深層屈筋群のうちの１つで、首の前面に存在して舌骨につながる筋肉の総称。咀嚼や嚥下にも関わっている

Let's training!

首・肩・背中の不調も3つのエクササイズでOK！

▼▼▼

下半身や体幹にくらべると軽視されがちな部位ですが、こりや痛みでQOLが低下する前に、先回りのケアを！

Exercise 1

ラットプルダウン

背中の上半分を占める「僧帽筋」と下半分を占める「広背筋」は、連携しながら肩や腕を動かしています。広背筋の上にある「大円筋（だいえんきん）」も肩関節を動かしています。このエクササイズで3つの筋肉をバランスよく鍛えます。

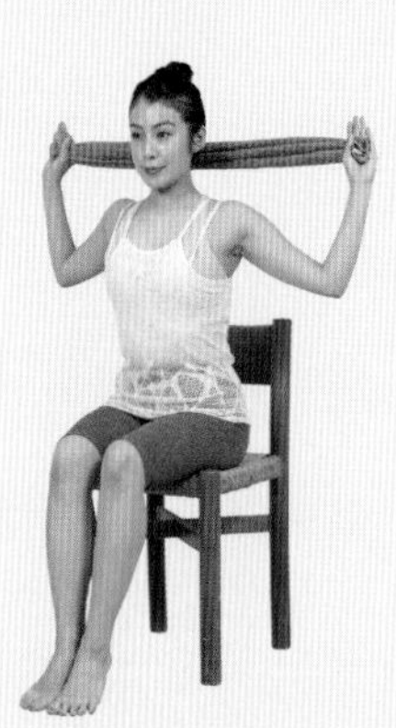

現代のライフスタイルで最も
負担がかかってしまうのがこの部位。
長時間のデスクワークだけでなく、
スマホ操作の時間が長い人も要注意です！

Exercise 2

首のコアトレ

このエクササイズで鍛えるのは首まわりの薄い筋肉。頸椎を支えるインナーマッスル「頸長筋」などの頸椎深層屈筋群をトレーニングし、あごを正しい位置に戻しましょう。咀嚼や嚥下にかかわる「舌骨上・下筋群」も強化します。

Exercise 3

胸椎ストレッチ

肩甲骨を寄せるときに使う「菱形筋」は、猫背になると固まりやすい筋肉です。背骨を構成する「胸椎」と「頸椎」の動きが悪くなると、肩こりの原因に。このエクササイズでこれらの筋肉と骨をストレッチします。

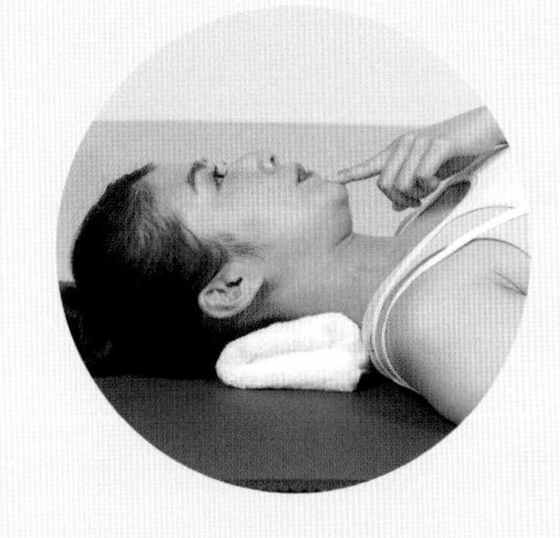

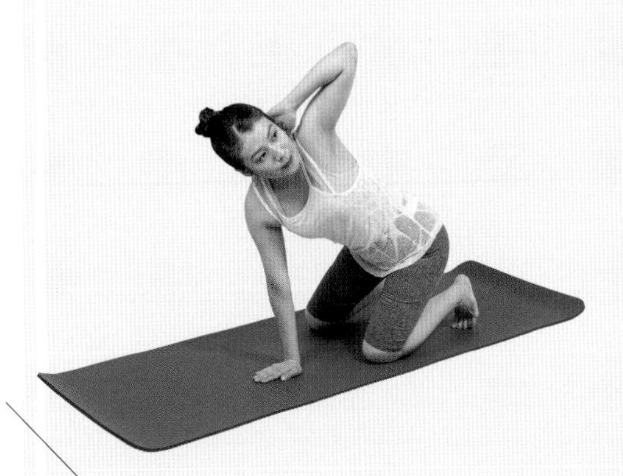

肩こりの原因は
背中にあり!
カギは広背筋の強化

Exercise
1

ラットプルダウン

広背筋は僧帽筋と連動し、腕の上げ下げに関わっています。前かがみの姿勢が長時間続くと僧帽筋ばかりが緊張し続け、僧帽筋が使われなくなります。その結果僧帽筋に負担がかかり、肩こりに。このトレーニングで怠けがちな広背筋を鍛え、僧帽筋とバランスよく働くようにすれば、肩こりが改善していきます。

1

イスに座り両手でタオルを持って斜め前に上げる

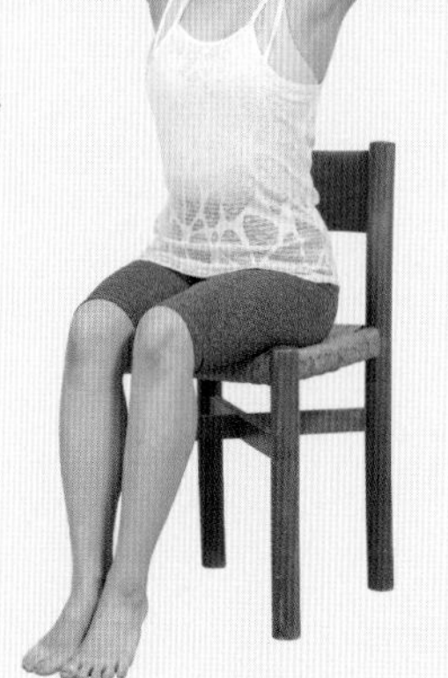

あごを引く

手は肩幅より広く。タオルがたるまないように軽く持つ

ココに効く!

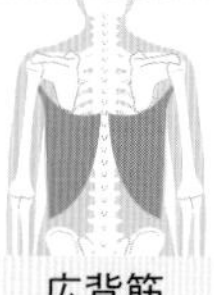
広背筋

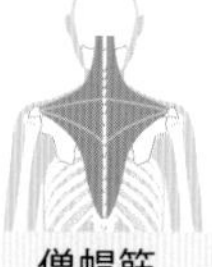
僧帽筋

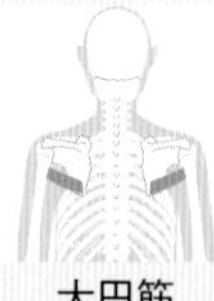
大円筋

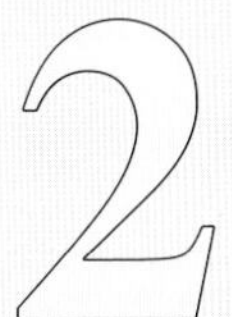

肩甲骨を寄せながら タオルを首の後ろまで下ろして ３秒キープする

タオルを引っ張るように

おなかに力を入れる

ひじを90度に曲げる

10回 ２セット

POINT

前に下ろしてもOK

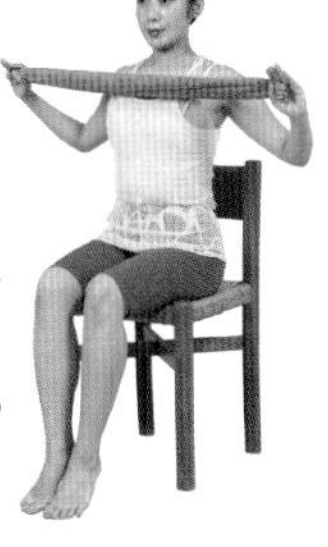

タオルを背面に下ろすのが難しい人は、このやり方で！

NG

上半身が前傾している

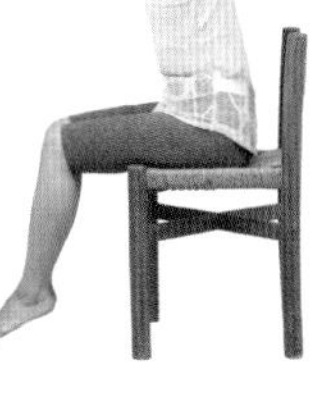

前かがみの姿勢になっていると、狙った筋肉を鍛えられません！

腰が反っている

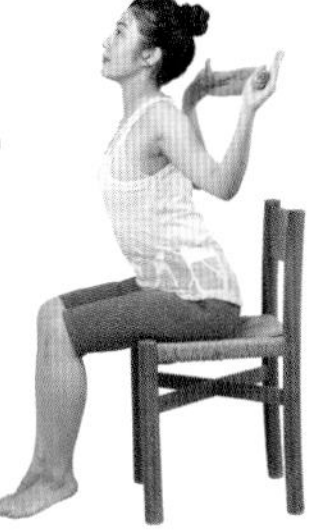

おなかの力が抜けていると腰が反り、腰痛の原因に。

首のインナーマッスル
だけでなく
誤嚥を防ぐ力も強化

Exercise
2

首のコアトレ

デスクワークでPCモニターを見ていると、背中が丸まった姿勢が続きます。すると首の後ろの筋肉が緊張しっぱなしになり、肩こりや頭痛の原因に。首の前後のインナーマッスルをトレーニングし、筋肉を元の状態に戻しましょう。一見すると地味な動きですが、あごがニュートラルな位置に戻ることで肩こりやストレートネックが改善します。

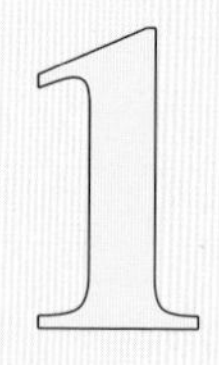

首の下にタオルを置いて あお向けになり、ひざを立てる

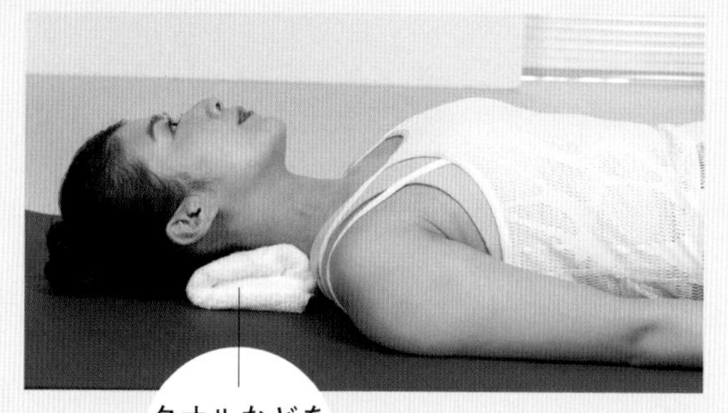

タオルなどを
丸めて首の下に置く

ココに効く！

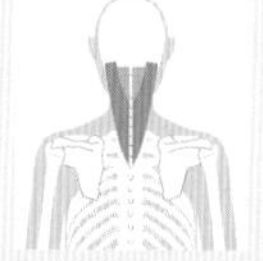

頸椎深層屈筋群

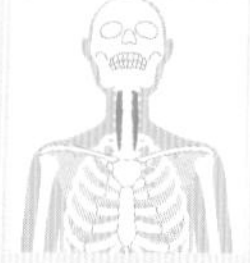

頸長筋

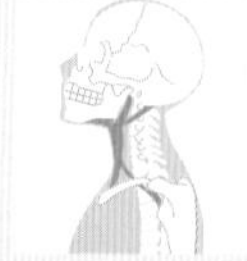

舌骨上・下筋群

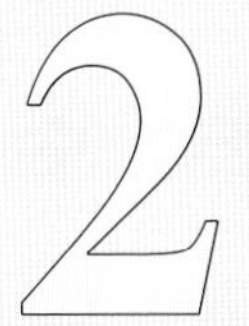

指であごを軽く押して３秒キープし、ゆっくりと元に戻る

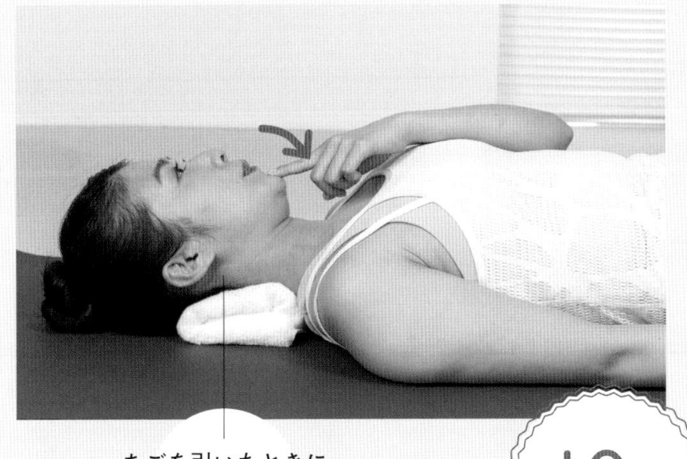

あごを引いたときに
後頭部全体をタオルに押しつける

10回
2セット

NG

あごが上がらないように注意

スタートの姿勢で
あごを上げすぎる
と腰が反りやすく
なります。

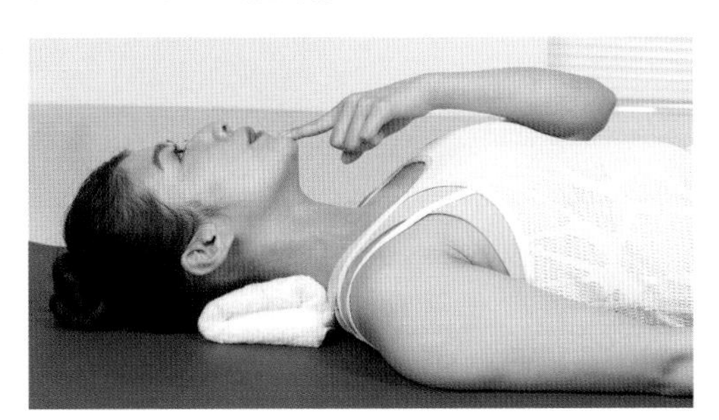

縮こまりがちな
首から胸を
気持ちよく伸ばす

Exercise
3

胸椎ストレッチ

デスクワークなどで長時間同じ姿勢を続けていると、背骨や肩甲骨のまわりにある筋肉が硬くなり、肩こりが発生します。また、胸椎の可動範囲も狭くなり、体をねじる動きを腰椎でカバーしようとするため、腰痛も引き起こします。このストレッチで上体を大きくねじり、首から胸にかけての柔軟性を取り戻しましょう。

1 四つん這いになり片方の手を首に置き、体を内側にねじる

腰は同じ位置で
ひざは腰幅に開く
ひじから動かす

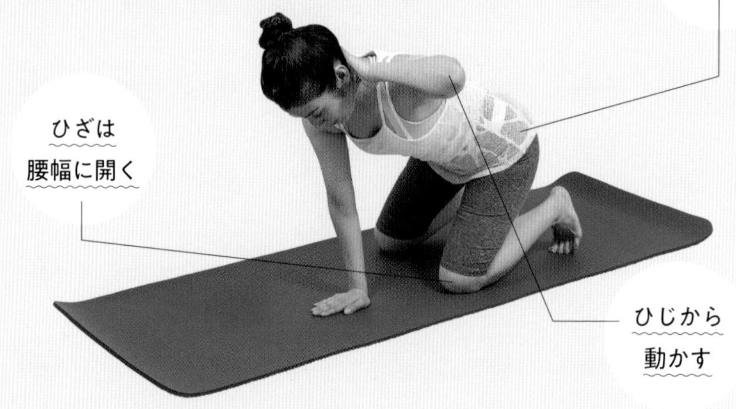

ココに効く！

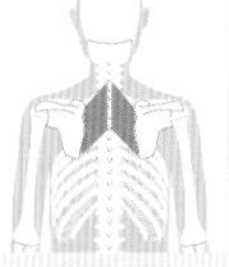
菱形筋

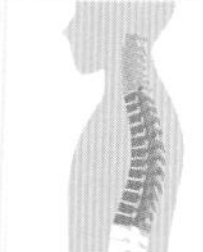
胸椎・頸椎の回旋

POINT

正しい手の位置をチェック！

四つん這いになるとき、両肩の真ん中に手を置いて（左手の場合）。

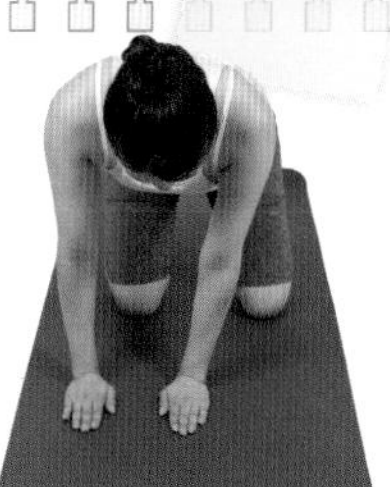

2

次に、体を外側にねじる

このときも腰は動かさない

左右それぞれ
10回
2セット

NG

手の位置が遠すぎないように注意

床につく手の位置が遠すぎると、腰が引けてしまい胸椎が回旋できません！

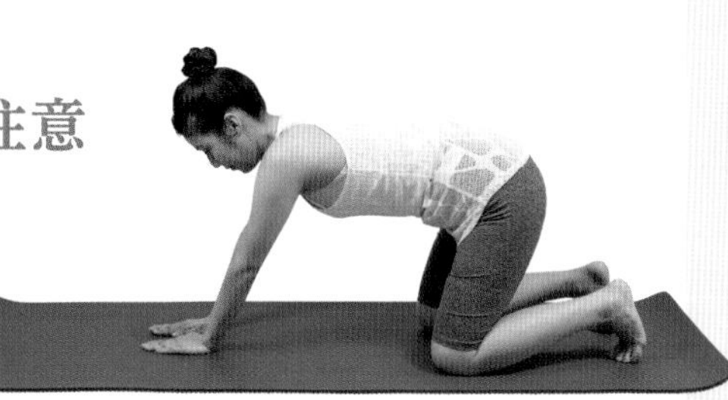

Column

就寝前の習慣におすすめ！
呼吸エクササイズ

正しい呼吸も立派なエクササイズ。 血流促進、 リラックス作用、
自律神経の調整、 腹横筋の強化など、 メリットがたくさん！

1 あお向けになり両ひざを立てる

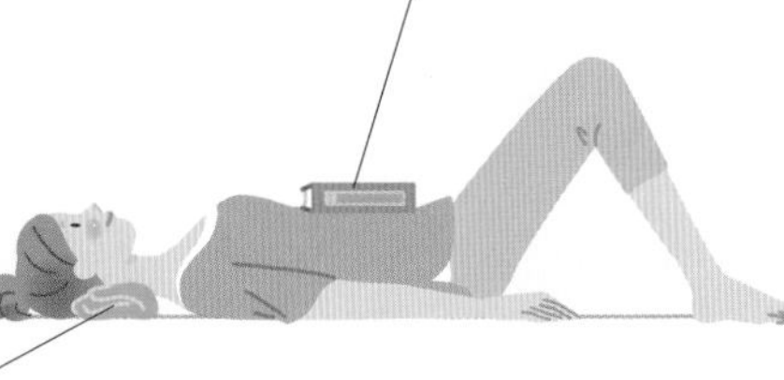

首の下にタオルを入れると
リラックスし、 体も安定する

2 鼻から息を吸い、おなかを真上に膨らませる

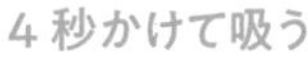

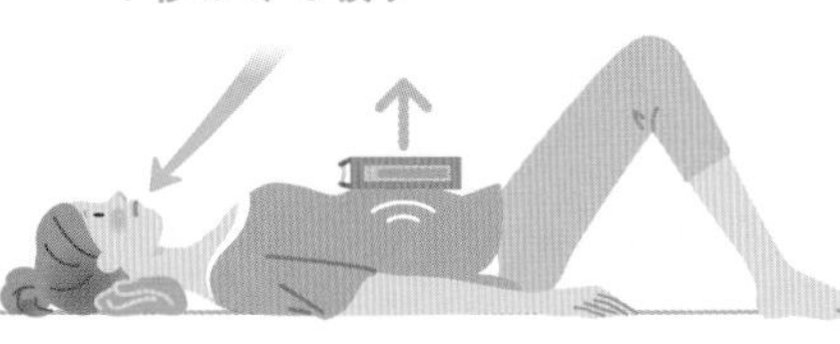

3 鼻から息を吐いておなかを凹ませる

8秒かけて吐く

腰が浮かないようにしっかり床に押しつける

Part 6

免疫力を高めて病気に強くなる！7つの習慣

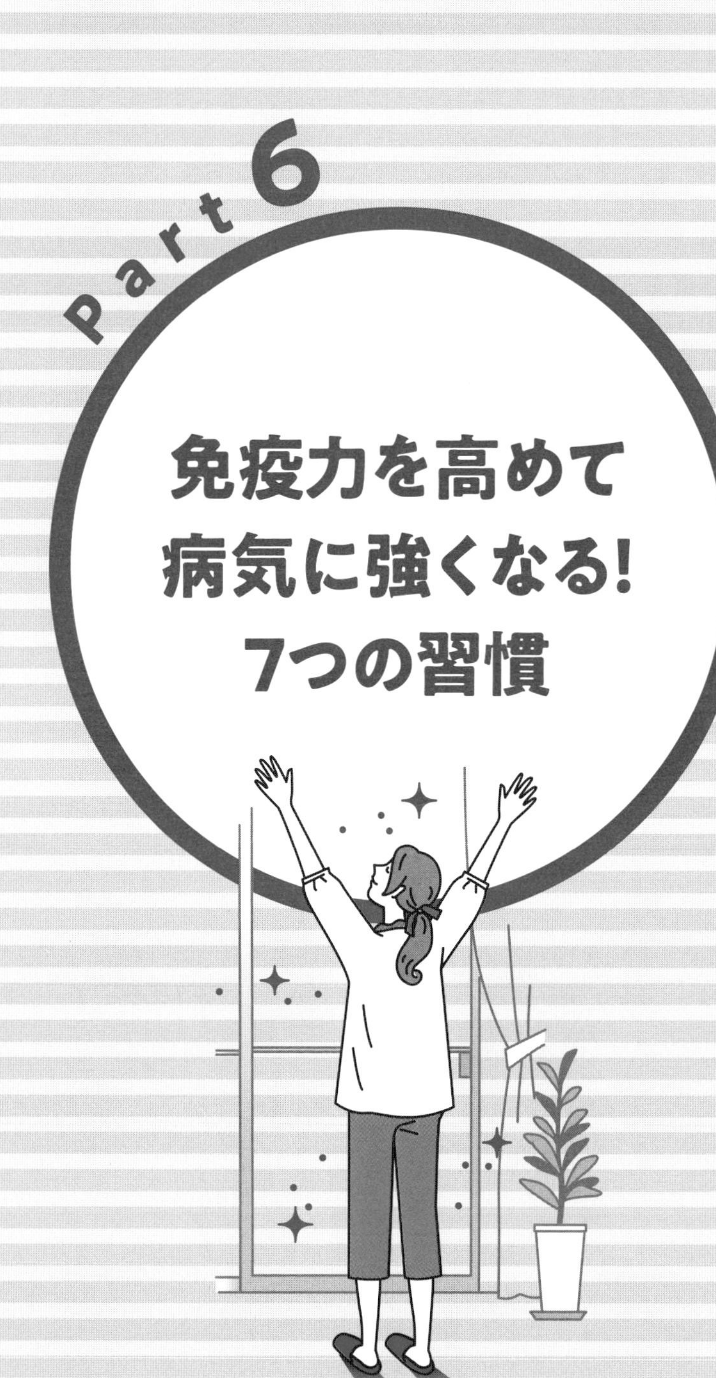

免疫力を上げる習慣 1

免疫細胞の材料となる たんぱく質を不足させない

ビタミン、ミネラルも大事

食事の内容も免疫力に大きく影響します。まず、たんぱく質は免疫細胞の材料として不可欠な栄養素で、とくに植物性たんぱく質を多く含む大豆製品は、抗酸化成分であるポリフェノール類も豊富。世界の長寿地域では豆類の摂取が多いという研究報告もあります。効率よく摂取するならプロテインを利用するのも手。

欠かせない栄養素はコレ

たんぱく質

植物性たんぱく質

豆腐、納豆などの大豆製品

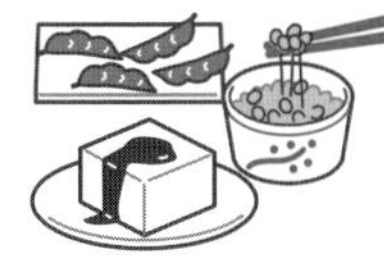

動物性たんぱく質

肉類　魚介類　卵　乳製品

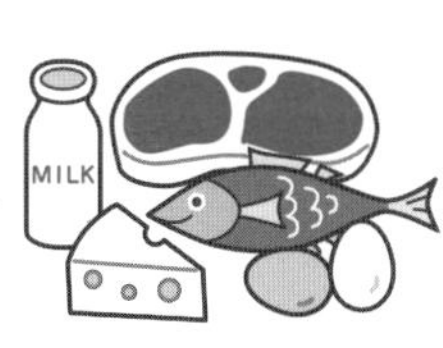

免疫細胞の材料となるたんぱく質はさまざまな種類のアミノ酸によって構成されていますが、植物性と動物性でその種類が異なります。

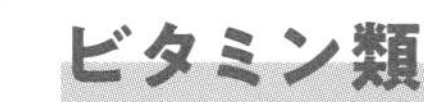
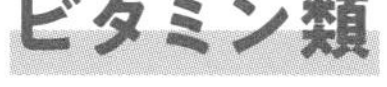

ビタミン類

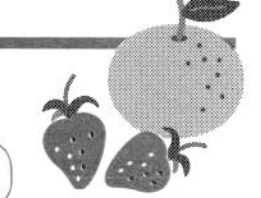

ビタミンA

鶏レバー　豚レバー　ウナギ　ニンジン

ビタミンC

赤ピーマン　芽キャベツ　パセリ
柑橘類　キウイフルーツ　イチゴ

ビタミンE

ウナギ　アーモンド　アボカド

ビタミンD

キクラゲ　シラス干し　干しシイタケ
サケ

ミネラル類

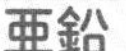

亜鉛

アーモンド　ピーナッツ
カボチャの種　ツナ缶

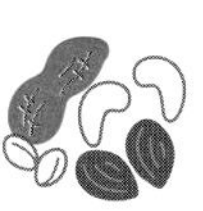

セレン

ワカサギ　イワシ　カレイ　ホタテガイ
カキ　玄米　ネギ

マグネシウム

昆布　ホウレンソウ　ヒジキ

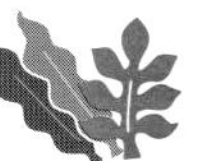

銅

スルメ　牛レバー　イイダコ
ホタルイカ　ソラマメ

当クリニックでもオリジナル商品を開発しています。入手のお問い合わせは巻末のホームページをご参照ください。

次にビタミン類です。ビタミンA・C・Eには高い抗酸化作用があることで知られています。また、日本人に不足しがちなビタミンDも免疫機能を調整する働きがあるといわれています。ミネラル類では、免疫細胞の膜を強くする亜鉛、抗ウイルス作用のあるセレン、免疫細胞を活性化するマグネシウム、ビタミンCの吸収を助ける銅も必要です。

上の図を参考に、それぞれの成分が含まれている食材を毎日の食卓に登場させ、免疫力を高めていきましょう。

免疫力を上げる習慣 2

発酵食品と食物繊維で腸内環境を整える

善玉菌を増やす食材
発酵食品
善玉菌を増やす
YOGURT
YOGURT
Bif
ヨーグルト
みそ
味噌
納豆
チーズ
漬物
参考：厚生労働省 e- ヘルスネット

◇◇◇◇◇◇

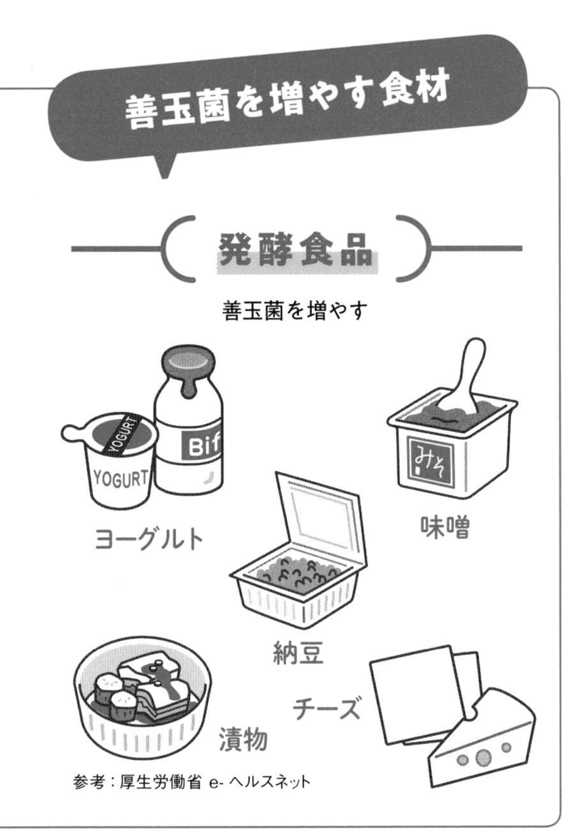

油ものや甘味は控えめに

腸には、体全体の免疫細胞の約7割が集結。腸内環境を整えることが免疫力の維持・向上につながります。

そのための食事のポイントは2つ。

1つ目は、腸内の善玉菌を直接的に増やす食材を摂ること。腸内には1000種類以上、100兆個以上の細菌が棲むといわれています。腸内細菌には善玉菌、

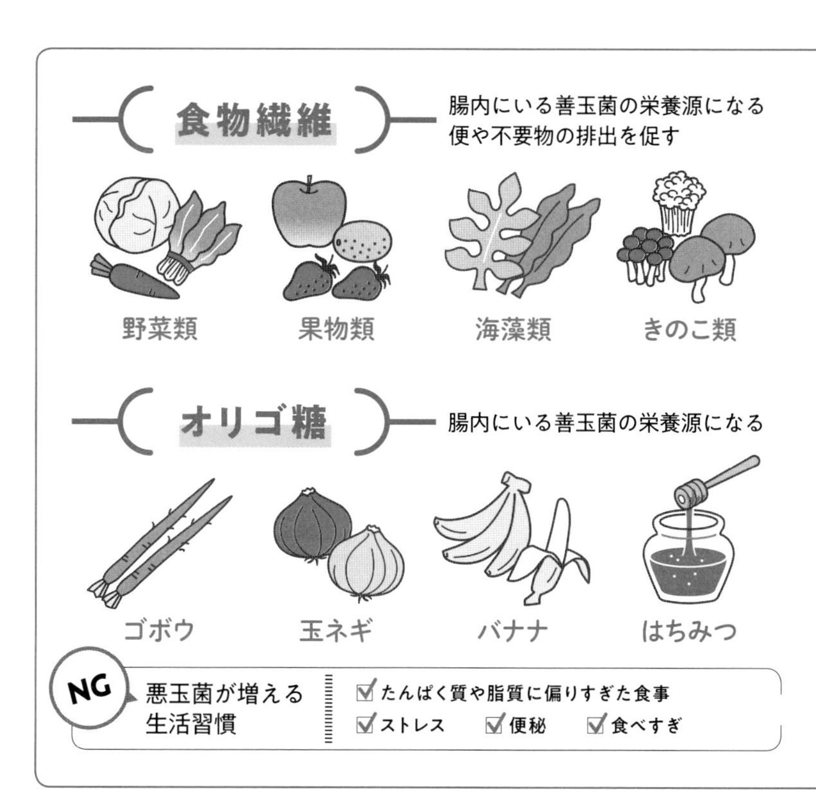

悪玉菌、日和見菌（ひよりみ）があり、健康維持のための理想的な割合は、善玉菌2：悪玉菌1：日和見菌7です。善玉菌を増やす代表的な食材は、ヨーグルト、納豆、キムチ、漬物、味噌などの発酵食品です。一日に数回、いろいろな発酵食品から善玉菌を増やす食材を摂取しましょう。

2つ目のポイントは食物繊維。ゴボウ、ニンジン、玉ネギ、きのこなどの野菜類、リンゴやバナナなどの果物類に含まれ、腸内細菌のエサになったり、腸内の不要物を排出するサポートをしたりして腸内環境を整えます。油ものや、お菓子類などの甘いものは腸内環境を乱す原因に。食べすぎもよくありません。

免疫力を上げる習慣
3

1日6〜7時間の良質な睡眠をとる

眠りの質を上げる習慣

日中に自然光を浴びて体を動かす

まず、朝の起床後に明るい光を浴びて体内時計をリセット。日中も自然光のなかで体を動かすと昼夜のメリハリがつきやすくなります。安眠のためには適度な身体活動が必須です。

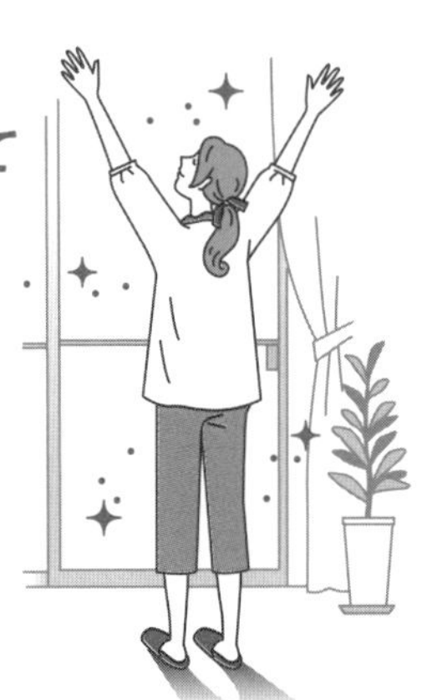

参考：厚生労働省 e- ヘルスネット

ベッドでのスマホはNG

睡眠は副交感神経を優位にし、免疫力を高める時間。睡眠時間が6.5〜7.5時間の人の死亡率が最も低く、それより長くても短くても寿命は短くなるとの研究報告もあります。睡眠不足が続くと風邪をひきやすくなることも報告されており、約4000人の大学生を対象に調査したところ、6時間未満と10時間以上の

夜の照明は暖色系に

明るい光には覚醒作用があり、夜間は快眠の妨げに。夜のリラックスタイムは蛍光灯のような白っぽい照明ではなく、温かみのある暖色系（オレンジ色）の照明がおすすめ。

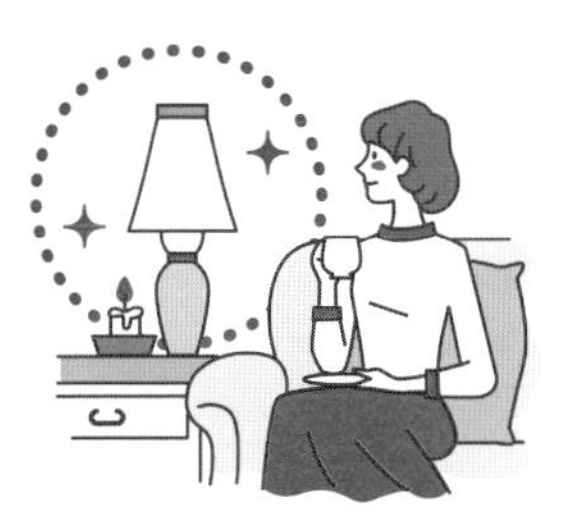

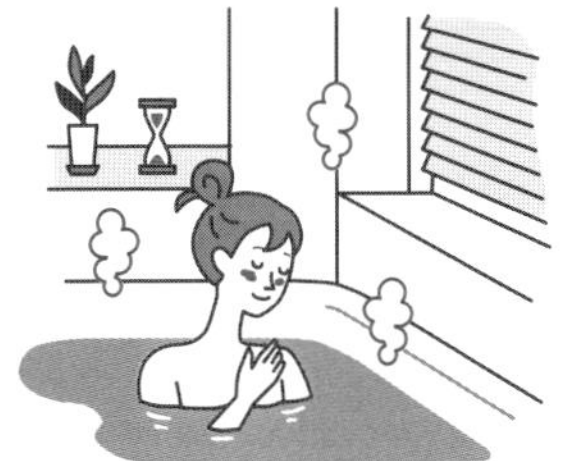

就寝2～3時間前の入浴

ぬるめのお湯（38度）で25～30分、熱めのお湯（42度）なら5分程度の入浴で寝つきがよくなる効果が認められています。熱すぎるお風呂は体への負担が大きくNG！

NG 睡眠の質を下げる習慣

- ☑寝る前のスマホやパソコン操作
- ☑寝る前の喫煙、アルコール摂取
- ☑夕方以降のカフェイン摂取

寝酒は禁物。アルコールには、途中で目が覚める、眠りが浅くなるなど、睡眠の持続性を損なわせる作用が。

睡眠をとっていた大学生に風邪の罹患（りかん）回数が多かったという報告も。

また、私たちは眠っている間に深い睡眠と浅い睡眠を4～5回繰り返しています。とくに、眠りについてからの最初の90分は「ゴールデンタイム」といわれ、この時間に深く眠れると理想的な睡眠リズムを刻むことができます。

良質な睡眠を妨げる大きな原因が、夜間のスマートフォン。寝る前にスマホを見ていると、スマホから発生しているブルーライトを浴びて、眠りを促す「メラトニン」というホルモンの分泌が減少してしまいます。夜10時以降はスマホなどを使わないようにしましょう。

免疫力を上げる習慣 4

足の指を動かす習慣で全身の血流をよくする

血液循環の要は“足”

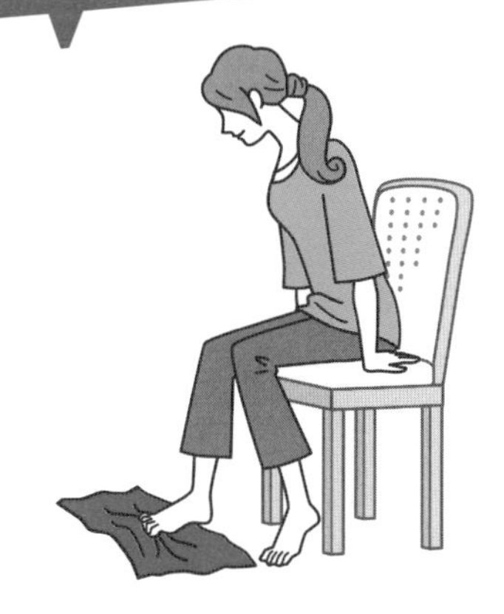

座りっぱなしで足を動かさない生活は、免疫力を低下させるほか、健康な人でも突然死につながることがあるエコノミークラス症候群を招く恐れが。持病などで運動に制限がある人も、イスに座ったままできる足裏エクササイズ（P.68 ～ 69）や、足指回し（P.70）を習慣にしましょう。

毎日のお風呂習慣も◎

血流が悪くなると、免疫細胞として働く白血球が必要なときに必要な場所に集まることができません。また、新型コロナウイルス感染症の重症化につながる血栓もできやすくなります。免疫力維持のために血流をよくしておくことが必要です。

全身の血流のカギを握るのが、足底筋（そくていきん）

血流をよくする習慣はコレ！

- ☑ 体を動かす
- ☑ ストレッチ
- ☑ お風呂
- ☑ マッサージ
- ☑ 体を温める食材を摂る

免疫の要である白血球は、血流にのって体の必要な場所に届きます。免疫力を低下させないためには、毎日の生活のなかで「血のめぐり」を意識することが大切です。

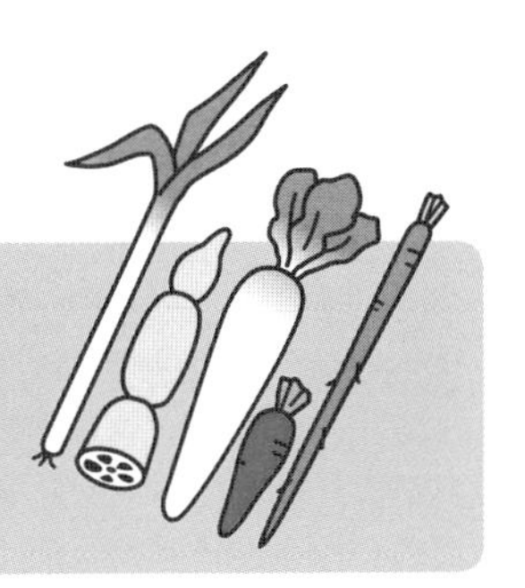

東洋医学では、ニンジン、ゴボウ、大根、レンコンなどの根菜類や、ショウガ、ネギなどの薬味に体を温めて血流を改善させる作用があるとされています。

です。足の指を動かさないと足底筋が衰え、筋肉のポンプ作用が働かなくなります。その結果、末梢の血液を心臓に押し戻しにくくなり、血流が悪くなってむくみなどの症状も出てきます。普通のソックスだと足の指が動かせないので、五本指ソックスを履くとよいでしょう。

お風呂に入るのも血流促進の効果があります。熱いお湯は逆に交感神経が優位になりすぎて免疫力が低下するので、ぬるめのお湯に15分を目安に入ってください。体を温めて冷えを防ぐ習慣も、免疫力アップに欠かせません。ショウガをはじめとする根菜類は、東洋医学で体を温める食材として知られています。

免疫力を上げる習慣 5

歩数や時間にこだわるよりも正しい姿勢で歩く

あなたの歩き方は大丈夫？

NG 悪い姿勢は老化へ一直線！

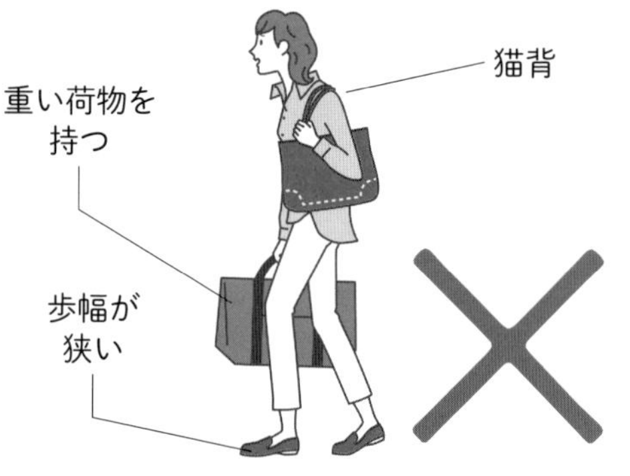

加齢に伴って筋肉量が落ちると猫背になり、歩幅も狭くなる。歩幅が狭い人ほど認知症になりやすいことを示唆する研究報告も。重い荷物はひざ関節の大きな負担に。

ハードながんばりは不要

「1日1万歩が健康維持に必要」と一般的には広まっています。その結果、ひざや腰を痛めて整形外科を受診する人が後を絶ちません。じつは、歩数よりも「正しい姿勢で歩く」ことのほうがずっと重要。歩行時には、体重の70%の衝撃を足首と足裏で支えています。車を整備せずに走らせるとガタガタして壊れてしまい

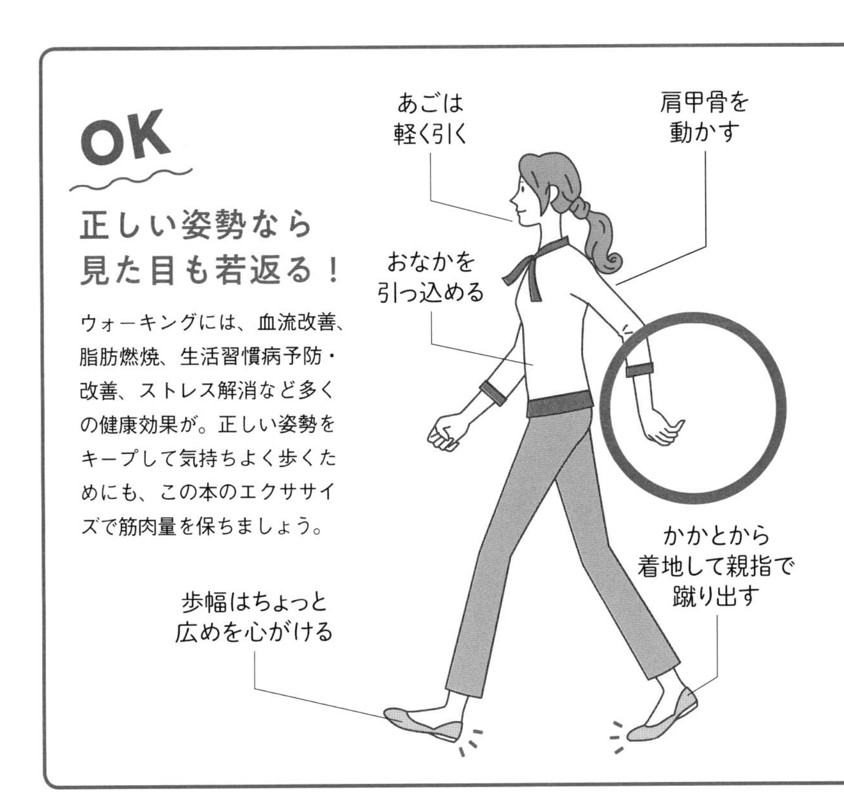

ますが、それは人間も同じです。

歩行時の正しい姿勢とは、まず、おなかを引っ込めること。腕は肩甲骨から振り、かかとから着地して親指で蹴り出すイメージで、歩幅は少し広めにとることを意識します。運動強度が強すぎると逆に免疫力が低下するので、誰かと会話をしながら歩ける程度のスピードで、1時間以内を目安に歩くとよいでしょう。

「毎日歩かなければいけないの？」というご質問もよくいただきますが、私は週に3〜4日でよいと思います。その分、この本で紹介しているエクササイズを毎日続け、普段の姿勢にも気をつけて過ごすようにしてください。

免疫力を上げる習慣 6

病原体への防御力が強力な鼻呼吸をクセづける

鼻呼吸はメリットたくさん

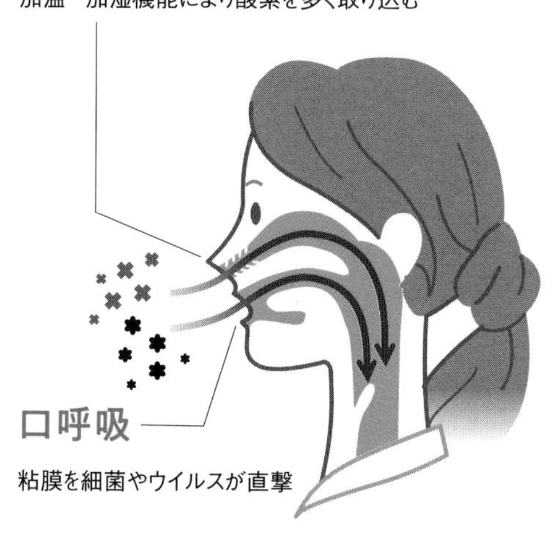

◇◇◇◇◇◇

高機能マスクと同じ効果

人間は1分間に約15回、1日に約3万回呼吸をしているといわれています。呼吸には鼻呼吸と口呼吸の2種類があり、免疫機能を高めるために絶対に必要なのが鼻呼吸です。

鼻呼吸をすることのメリットは2つあり、1つ目がフィルターの役割を果たすこと。鼻腔(びくう)は無数の繊毛(せんもう)がついた粘膜細

呼吸法を工夫すれば副交感神経の働きもアップ！

息を吸うときには交感神経が、息を吐くときには副交感神経が優位に働くので、吸う時間よりも吐く時間を長くして呼吸するとリラックス効果が得られます。

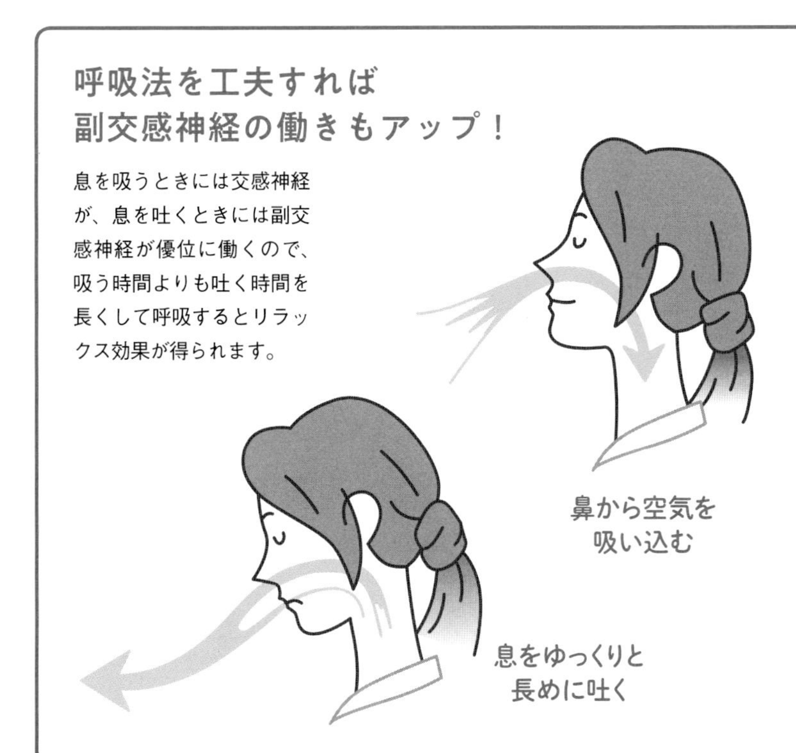

胞で覆われ、繊毛で小さなゴミや化学物質、細菌やウイルスを絡め取って、のどや気管支、肺まで届かないように防御しています。2つ目が加温・加湿機能です。空気が鼻腔を通過する際、空気を温めて湿度を上げるので、より多くの酸素を吸収でき、脳や全身への血流が改善します。いわば鼻呼吸は天然の高機能マスクなのです。一方、口呼吸は多くの細菌やウイルスをダイレクトに体内に侵入させてしまいます。

息を吐くときは副交感神経が優位に働くので、吐く時間を吸う時間よりも長めに呼吸すると副交感神経をより高めることができ、免疫力向上につながります。

免疫力を上げる習慣 7

笑いで免疫系が活性化！ 毎日を笑顔で楽しく過ごす

脳の血流改善効果もある

「笑い」は、免疫力向上に役立つことが世界各国の研究によって実証されています。日本でも、大阪国際がんセンターが「笑いとがん医療の実証研究」プロジェクトを立ち上げ、松竹芸能、米朝事務所（＊）、吉本興業の協力で、落語や漫才といった「笑い」をがん患者さんにライブで楽しんでもらい、それが気分やＱＯＬ

病気や不調を遠ざける！

笑いの効果

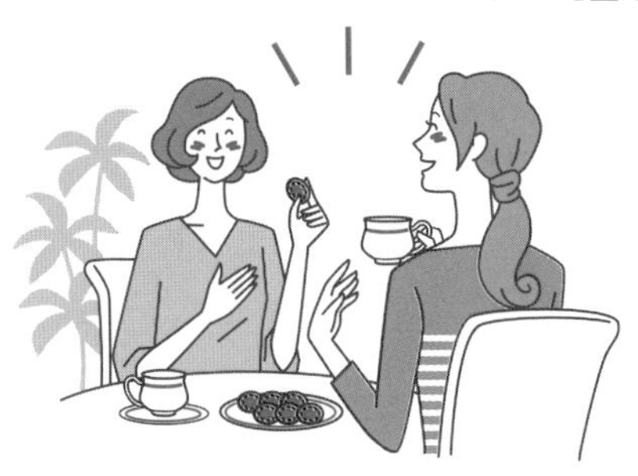

自律神経のバランスを整える

NK 細胞を活性化して免疫力を正常化させる

参考：厚生労働省「こころの健康 気づきのヒント集」

＊人間国宝の落語家・桂米朝の一門が所属する芸能事務所

大阪国際がんセンターの研究では笑いの体への影響を実証

どんな研究？

40歳以上65歳未満のがん患者さん60人を対象として2017年に調査。落語や漫才といったお笑いのライブを開催し、笑いが気分やQOLにどう影響するかを調べた。

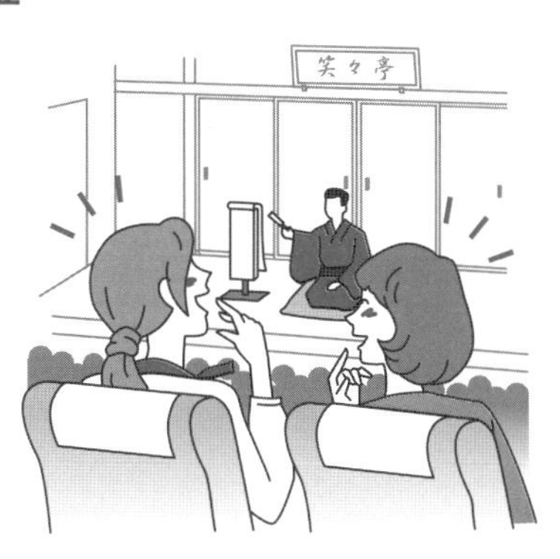

その結果は？

気分（緊張、抑うつ、怒り、混乱、疲労、活気）の改善のほか、痛みの症状の改善、認知機能の向上といった効果が確かめられた。さらに、免疫系の働きを高める物質「インターロイキン-12B」の産生能力がアップ。「笑い」によってNK細胞が1.3倍に増えた例も。

にどう影響するかを調べました。その結果、「笑い」によって、がん患者の免疫力が向上。重要な免疫細胞のひとつであるNK細胞の血中の割合が実験前の約1・3倍に増えた例がみられたほか、緊張や疲労といった心身の状態も改善していました。さらに、笑いのリラックス作用によって、脳内のドーパミンやエンドルフィンといったホルモンが活性化し、血流改善につながるとの指摘もあります。

笑いのいいところは、本人だけでなく周囲の人もハッピーにすること。生きている限り心配事はたくさんありますが、今できることを一つひとつ丁寧にやり、笑いながら明日を迎えていきましょう！

著者

陣 彦善（じん・ひこよし）

福岡大学医学部卒業。1995年、東京女子医科大学病院整形外科入局。約10年間在籍後、漢方、鍼、サプリメント、アンチエイジング、ホメオパシー、ハーブなど、先端医療から伝統医療まで、国内外のさまざまな施設研修を行う。2008年、東京女子医科大学附属青山病院自然医療科非常勤講師として勤務。2010年、東京・南麻布に有栖川整形外科を開設。腰痛、肩こり、膝痛などの整形外科疾患における保存的療法と予防医学の研究・実践に取り組むスポーツマン医師。統合医療をコンセプトに、先端医療だけでなく伝統医療も取り入れたきめ細かい診療に定評があり、多くの著名人や文化人からの信頼も厚い。
https://www.arisugawaseikeigeka.com/

STAFF

カバーデザイン　河南祐介（FANTAGRAPH）
本文デザイン　平田治久（NOVO）
撮影　岡田ナツ子（スタジオマグ）
ヘアメイク　中村未来（オン・ザ・ストマック）
モデル　小ヶ内瑞綺（オスカープロモーション）
イラスト　湯沢知子　藤田久美子
編集協力　有留もと子　五十嵐有希
編集　三宅礼子
校正　株式会社円水社

医師が教える！　1分免疫エクササイズ

発行日　2020年9月30日　初版第1刷発行
　　　　2021年2月20日　　　第2刷発行

著　者　陣　彦善
発行者　秋山和輝
発　行　株式会社世界文化社
　　　　〒102-8187　東京都千代田区九段北4-2-29
電　話　03-3262-5118（編集部）
電　話　03-3262-5115（販売部）
印刷・製本　株式会社リーブルテック

ISBN978-4-418-20417-5